굿바이, 홍조

◇ 당신은 언제나 옳습니다. 그대의 삶을 응원합니다. — **라의눈 출판그룹**

굿바이, 홍조

초판 1쇄 2015년 2월 2일
　　 3쇄 2020년 4월 10일

지은이 정수경
펴낸이 설응도　**편집주간** 안은주
영업책임 민경업

펴낸곳 라의눈

출판등록 2014년 1월 13일(제2014-000011호)
주소 서울시 강남구 테헤란로 78길 14-12(대치동) 동영빌딩 4층
전화 02-466-1283　**팩스** 02-466-1301

문의 (e-mail)
편집 editor@eyeofra.co.kr
마케팅 marketing@eyeofra.co.kr
경영지원 management@eyeofra.co.kr

ISBN : 979-11-86039-14-4 13510

이 책의 저작권은 저자와 출판사에 있습니다.
저작권법에 따라 보호를 받는 저작물이므로 무단전재와 복제를 금합니다.
이 책 내용의 일부 또는 전부를 이용하려면 반드시 저작권자와 출판사의 서면 허락을 받아야 합니다.
잘못 만들어진 책은 구입처에서 교환해드립니다.

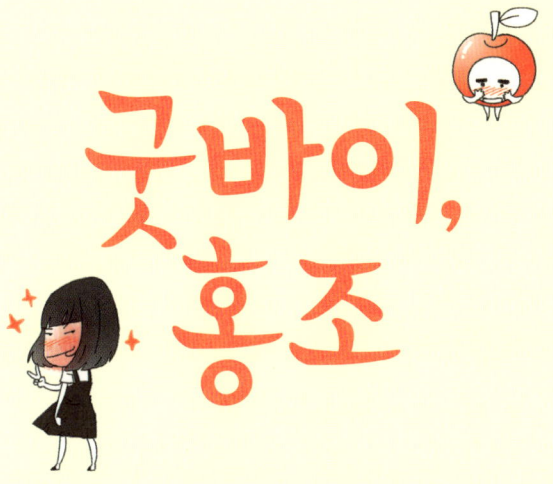

🍎 독자에게 드리는 글

홍조, 고칠 수 있습니다!

____ 홍조는 불치병이 아닙니다

제 진료실을 찾는 환자들이 하는 고정 '멘트'가 있습니다. "홍조가 치료될 줄은 몰랐어요." "정말 저와 같은 증상을 가진 홍조환자도 치료가 되나요?"라는 질문을 던집니다. 제 대답은 "홍조는 불치병이 아니고, 치료할 수 있는 질환"이라는 것입니다.

홍조치료를 본격적으로 하면서 홍조환자들을 대면하며 놀란 점 중 하나가 많은 분들이 적게는 몇 년간, 길게는 수십 년간 홍조증상으로 엄청난 스트레스와 고통을 받으면서도 홍조가 '치료되지 않는 증상'이라고 생각을 한 이들이 의외로 많다는 것입니다. 그래서 치료를 할 생각조차 하지 않고 있다가 증상이 점점 악화되어 일상생활이나 사회생활에 지장을 받게 된 후에야 소개로 혹은 인터넷 검색을 통해서 내원을 하는 경우가 많습니다. 물론, 다른 곳에서도 이것저것 치료를 해보고 잘 안 되서 오는 경우도 있고, 치료를 받았을 때만 반짝 호전되었다가 재발되어 오는 경우도 간혹 있습니다.

저 역시나 홍조를 경험한 기억이 있습니다. 과거 대학 신입시절, 갑자기 새로운 생활과 사람들과의 만남으로 인한 변화가 낯설어서였는지 쉽사리 긴장이 되고 처음 보는 사람들을 대하거나 공적으로 발표할 자리가 있다거나 혹은 답답하고 더운 실내에 오래 있으면 갑자기 얼굴에 열이 오르면서 붉어지는 홍조현상을 실제 경험했습니다. 홍조환자들은 공감하겠지만, 그 당시 저도 그런 홍조가 매우 당혹스럽고 창피할 때가 많았고 이것을 치료해야겠다는 생각을 아예 하지 못 하고 있다가 한의사 선배의 소개로 한약을 복용하고 침을 맞으면서 호전된 적이 있었죠. 덕분에(?) 대학생활 내내 많은 사람들을 만나고 경험하면서 풍요롭게 보낼 수 있었고, 저 또한 홍조가 치료가 된다는 것이 신기하다고 생각했던 기억이 있습니다.

한의사가 된 이후에는 어머니께서 갱년기홍조로 힘들어 하실 때 손수 지어드린 한약을 드시고 홍조현상이 호전되는 것을 보면서, 홍조증상에 한방치료가 효과가 있다는 것을 다시 한 번 실제로 경험하게 되었습니다.

홍조는 치료효과가 확실한 질환입니다

홍조와 본격적으로 인연을 맺게 된 계기는 박사과정에 있을 때 지도교수님과 함께 박사학위 논문 주제를 홍조에 관한 임상논문으로 결정하게 되면서부터입니다. 그 당시 지도교수님은 소속대학 한방병원과 연계된 국가지원 연구의 일환으로 한방부인과와 관련된 주제들에 대해서 체계적이고 단계적으로 연구하고 계신 때였습니다.

그때 홍조와 갱년기에 대해 연구 중이었던 시기와 맞물려 자연스럽게 논문주제를 "갱년기 여성의 안면홍조에 대한 이선탕가미방의 증상 완화 효과 및 안전성 평가를 위한 임상연구"로 정하게 되었고, 동시에 임상연구원의 자격까지 얻게 되었지요. 당시 갱년기홍조증상에 대한 한방 엑기스제 및 침구치료 효과는 이미 논문으로 검증된 상태였고, 임상적으로 다용되는 탕약 형태의 치료제의 효과에 대한 검증이 필요한 시기였습니다.

결과적으로 본 연구와 기타 연구들을 통해 주관적인 경험이 아닌 객관적인 데이터를 통해 홍조에 대한 한방치료 효과가 유효하다는 사실을 확인할 수 있게 되었고, 이때의 한방치료 효과에 대한 믿음과 자신감을 바탕으로 실제 진료에서도 적극적으로 홍조환자를 치료할 수 있게 되었습니다.

임상연구 과정에서는 연구과정상 부득이하게 단일화된 처방으로 효과를 검증하였지만, 실제 진료에서는 한방치료의 장점 중 하나인 '변증진단'을 통해서 환자의 상태에 따라 약물을 다양하게 활용할 수 있었기 때문에 더욱 유의미한 효과를 볼 수 있었습니다.

실제로 양방에서 레이저치료나 약물치료로 효과를 못 보거나 오히려 부작용이 일어나 찾아온 환자들 중에 한방치료를 통해서 호전되거나 쾌유되는 이들을 보면서, 더욱 홍조에 대한 한방치료의 효과에 대한 확신과 보람을 느꼈고 홍조환자에 대한 한방치료의 치료율 상승과 확대를 위해 노력해야겠다는 결심이 서게 되었습니다.

이 책은 지금까지 홍조를 꾸준히 치료해오면서 이제껏 환자들을 보아온 임상적 정리의 필요성을 느꼈기 때문이기도 하지만, 아직까지 홍조에 대한 증상이 단순히 갱년기의 혈관장애 현상 정도로 치부되어 갱년기를 다룬 서적에 일부 소개된 것이 전부라 할 만큼 홍조에 대해 알지 못하는 우리의 인식을 바로 잡고 싶어서이기도 합니다.

홍조증상으로 고통 받고 있는 사람들은 우리의 생각보다 많고, 그 수는 점점 늘어나고 있습니다. 그들이 참조할 만한 책이 있다면 치료에 도움이 될 거라는 마음으로 집필을 결심하게 되었습니다.

환자를 돌보면서 예상과 달랐던 것이 몇 가지 있었는데, 그 중 하나는 우리가 흔히 알고 있는 갱년기홍조 현상으로 찾아오는 사람들보다는 다른 원인, 즉 스트레스, 자율신경 실조증, 약물이나 레이저 치료 부작용 등에 의한 홍조로 내원하는 경우가 훨씬 많다는 것과 이런 원인들로 인해 홍조환자의 연령대가 의외로 낮다는 점, 예상보다 훨씬 더 홍조증상으로 인해 일상생활과 업무능력 및 대인관계에까지 악영향을 받으며 심리적으로 위축되거나, 홍조로 인한 스트레스가 가중되어 우울증이나 불안증 등의 정신적인 증상으로도 연결되기도 하는, 당사자에게는 정말 참을 수 없을 만큼 힘든 질환이라는 사실이었습니다.

의사에게 가장 보람 있는 순간이란 아마도 환자의 증상이 쾌유됨과 동시에 마음상태도 호전되어 이로 인해 삶이 더욱 만족스럽고 행복하게 되었다는 얘기를 듣는 순간일 겁니다.

저 역시 이 글을 쓰면서 지금까지 만나게 되었던 수많은 홍조환자들이 떠오르며, 쾌유한 환자들에게 감사한 마음이 듭니다. 그렇지만 동시에 중도 탈락이나 난치성으로 효과가 기대에 못 미쳤던 이들에 대해서는 매우 아쉽고 안타까운 마음도 듭니다.

국내에서 처음으로 출간되는 홍조에 관한 이 책이 홍조환자들에게 현실적으로 도움이 되기를 바랍니다. 앞으로 지속적인 연구와 더불어 진료 경험의 축적으로 홍조환자들이 관리와 치료를 통해 보다 큰 효과를 볼 수 있도록 연구인으로, 의사로 더욱 노력하겠습니다.

을미년 1월

정수경 드림

차례

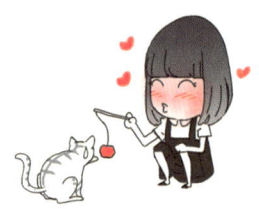

독자에게 드리는 글 홍조, 고칠 수 있습니다! _ 4

1장 내가 홍조환자일까?

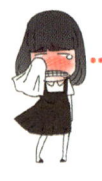

홍조의 일반적 증상들 _ 17
실제 진료실에 오는 홍조환자의 유형 _ 19
홍조와 흔히 동반되는 질환들 _ 37
체질에 따른 홍조환자의 유형과 원인 _ 56

2장 홍조는 왜 생길까?

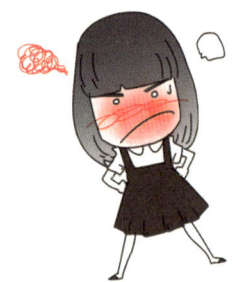

홍조의 일반적인 원인들 _ 64
홍조의 한방적인 원인들 _ 71
홍조가 나타나는 기전들 _ 74

3장 홍조, 정말 치료가 되나요?

양방적 치료법 _ 78
한방에서의 치료 _ 87
홍조에서 해방된 사람들의 이야기 _ 93

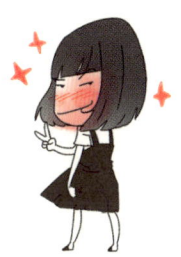

4장 홍조, 관리할 수 있다!

음식과 차로 관리하자! _ 130
9가지 홍조관리 생활요법 _ 139
홍조에 좋은 운동법 _ 151
홍조에 좋은 명상법 _ 167

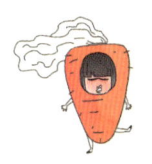

5장 그 밖의 홍조에 관한 궁금증

홍조, 정말 완치되나요? _ 182
치료 종료 후에 금방 재발하지는 않나요? _ 184
가족력이 있는데 유전되는 건가요? _ 186
홍조를 치료하지 않고 놔두면 어떻게 되나요? _ 187
반신욕이나 운동이 홍조에 도움이 되나요? _ 189
세안과 보습은 어떻게 해야 되나요? _ 191

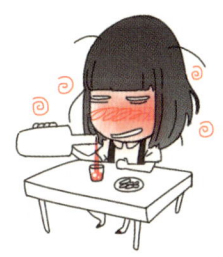

맺음말 마지막 당부 _ 193
부록 홍조와 관련된 연구 논문들 _ 196
감사의 글 _ 207

1장

내가 홍조환자 일까?

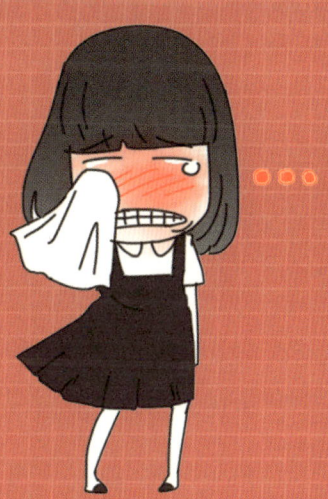

2008년에 개봉한 영화 <미스 홍당무>를 기억하는가? 영화에서 주인공은 시도 때도 없이 얼굴이 붉어지는데, 이는 홍조가 오래되어 얼굴의 모세혈관이 이미 확장되어 심하게 나타나는 증세다. 특히 감정홍조가 심한 경우에 해당되는 환자라고 볼 수 있다.(홍조환자들에게는 결코 유쾌하지만은 않은 영화였을 것이다.)

"얼굴이 붉어지는 증상을 가지고 있는데 제가 홍조인 건가요?"라는 질문을 하는 환자가 많다.

우리 피부에는 많은 수의 혈관들이 분포되어 있어 자율신경의 조절을 받아 확장되기도 하고, 축소되기도 한다. 특히, 얼굴 피부에는 다른 부위에 비해 더 많은 수의 혈관이 분포하고 있다. 얼굴은 피부가 얇아서 혈관들이 잘 비춰 보이기 때문에 쉽게 붉어 보이는 것이다. 일반적으로 긴장하거나, 화가 나거나, 부끄러우면 자율신경이 자극을 받아 혈관의 굵기가 늘어난다. 이때 늘어난 혈관을 통해 많은 양의 혈액이 흘러가게 되어 피부가 붉게 보이게 되는 것이다. 뜨겁거나 매운 음식을 먹을 때, 또는 운동을 하여 땀이 날 정도로 몸이 더워질 때도 얼굴이 붉어질 수 있다. 이러한 경험은 누구라도 한 번쯤 겪어 본 적이 있을 것이다.

이런 현상은 모든 사람에게 나타날 수 있는 정상적인 반응으로, 보통 '안면홍조facial flushing'라고 부른다. 그렇지만 얼굴이 단순히 특정상황에서 일시적으로 붉어졌다가 회복되는 상태가 아니라 일반적으로 더 쉽게, 더 자주, 더 심하게 붉어지고 그러한 증상이 오래 지속되는 경우에는 치료가 필요한 범주에 속하게 된다. 바로 '안면홍조환자'가 되는 것이다.

일반적으로 안면홍조증이라고 하면 어머니들이 갱년기 때 시도 때도 없이 얼굴이 붉어지고 땀이 나는 증상을 호소하면서 다른 사람들은 춥다고 하는데 혼자 덥다며 창문을 벌컥 여는 경우나 부채질하는 모습을 떠올리기 쉽다. 실제로 갱년기안면홍조는 여성의 폐경기를 전후하여 나타나는 혈관운동장해 반응 중의 하나이기는 하다. 발한, 불면과 더불어 나타나는 증상이라고 많이 알려져 있고 또 쉽게 접하게 되는 증상 중 하나다.

그렇지만 요즘 한의원에 치료를 하러 오는 환자들의 특징은 이러한 갱년기홍조환자들보다는 오히려 일상생활 속에서 감정, 특정상황, 환경, 몸의 상태, 온도, 음식 등에 의해 나타나는 홍조로 찾아오는 경우가 더 많다는 점이다. 이는 스트레스나 내부적인 요인들로 인해 자율신경과 혈관조절이 균형점을 잃거나, 매우 예민하게 작용해 미세한 온도변화나 감정변화에도 쉽게 반응하여 일반인들보다 쉽게 얼굴이 붉어지거나 화끈거림이 오래 지속되어 일상에서나 업무, 대인관계 등의 사회생활 전반에 불편함을 초래하게 되는 경우다. 그렇다면 이제 일반적인 홍조증상들에는 어떠한 것들이 있는지 살펴보자.

홍조의 일반적 증상들

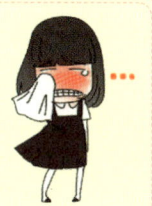

홍조의 증상은 양볼, 광대뼈, 미간, 코, 턱, 귀 등의 특정부위가 국소적으로 붉어지는 경우가 많다. 또한 얼굴 전체에 홍조와 열감이 나타나는 경우에는 간혹 목과 가슴부위까지 동시에 그러한 증상이 나타나기도 한다.

국민건강보험공단의 발표 자료에 따르면 안면홍조증으로 내원한 실 진료환자 수의 경우 여성이 남성보다 2배 이상 많으며, 연평균 18.2%씩 지속적으로 환자수가 증가하는 것으로 나타났다. 또한 40대와 50대가 전체의 40.8%를 차지하는 것에서 알 수 있듯이 갱년기 이후에 주로 나타나지만, 30대 이하의 연령층에서도 적지 않은 환자 층이 있는 것으로 나타났다.

안면홍조의 대표적인 증상들은 다음과 같다.

① 얼굴 부위나 상체부위에 주로 열감과 붉어짐이 나타난다.

② 홍조와 더불어 얼굴이나 손발 등에 땀이 동반되기도 한다.

③ 가슴 두근거림이 동반되기도 한다.

④ 홍조가 식은 후 오한이 느껴지기도 한다.

⑤ 불면증이 있거나 숙면을 취하지 못하는 경우가 많다.

⑥ 초면인 경우나 긴장된 상태 및 온도가 높은 장소에서 심해지는 경우가 많다.

⑦ 일상생활과 대인관계에 불편함을 겪는다.

앞에서 얘기한 것처럼 홍조환자들 중에 본인이 겪는 증상들이 과연 홍조인지, 어느 정도가 치료를 해야 하는 상태인지를 궁금해 하는 이들이 많다.

실제 환자를 진료하면서 치료범주에 들어가는 홍조의 증상들을 자극요인이나 증상정도에 따라 나눠서 살펴보고 이에 대한 사례를 하나씩 들어보도록 하겠다. 참고로 홍조의 종류는 편의적으로 나눈 것으로, 치료를 원해 내원하는 경우 몇 가지 홍조양상을 동시에 호소하는 경우가 대부분이다.

실제 진료실에 오는 홍조환자의 유형

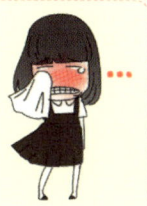

___ **안면주사**

'주사'라고 하면 대부분 코끝이 빨갛고 딸기처럼 울퉁불퉁한 사람을 생각하기 쉽다. '딸기코'는 주사라는 병이 매우 심해져 말기에 나타날 수 있는 합병증의 하나로, 술에 의해 악화되기는 하지만 반드시 술을 많이 마시는 사람에게만 생기는 것은 아니다.

주사의 한자어는 술을 뜻하는 '주酒'와 여드름을 의미하는 '사皶'가 결합된 단어로, 술을 많이 마시는 사람들이 얼굴이 빨갛게 된 상태, 즉 '주독'이 올랐다는 상태와 비슷하다는 의미를 가지고 있다. 여드름과 비슷한 뾰루지 같은 것들이 생긴다는 것을 의미한다고 보면 된다.

주사라는 병은 얼굴이 항상 술을 마신 듯이 빨갛고, 쉽게 달아오르면서 화끈거리는 증상이 나타난다. 주사는 홍조양상 중 심한 상태에 해당되며 특정한 상황, 감정변화나 온도의 자극 없이도 붉은 상태가 지속된다. 또한 얼굴 피부의 실핏줄이 늘어나서 모세혈관확장증으로 쉽게 진행될 수 있으며, 여기서 더 진행이 되면 마치 여드름과 비슷한 구진이 생기기도 하고, 노랗게 고름이 잡혀 농포를 형성하면서 염증이 심해지고, 피부가 과도하게 증식되어서 울퉁불퉁하게 붉어지거나 딸기코 같이 되기도 한다.

주사는 대체로 10대 이후에 나타나기 시작하는 경우가 많은데 코를 중심으로 양 볼이 붉어지며, 사춘기에 특별한 원인없이 안면홍조가 자주 나타나는 사람들은 이후 혈관을 늘어나게 할 수 있는 자극에 반복적으로 노출되면 결국 주사로 이행되는 경우가 많다.

이 질환은 혈관이 쉽게 늘어나는 소인을 가진 사람에게서 내분비 이상, 소화기 질환, 혈관운동의 이상, 감염, 비타민 결핍, 카페인 음료의 과용, 음주, 진드기, 정서적 자극 등 여러 가지 요인들이 복합적으로 작용해서 발병한다고 추정한다. 주사가 있는 사람들은 똑같은 자극에 대해 정상인들보다 혈관이 더 쉽게 늘어나고, 늘어난 혈관이 원래대로 잘 회복되지 않는 성향이 있어서 자극에 대한 노출이 반복되어 점차 혈관이 늘어나는 정도가 더 심해지는 것으로 보고 있다.

미국 피부과 학회에서 보고한 바에 의하면 피부과 외래로 내원한 환자들 중 약 1%를 주사로 진단했다. 이 결과를 토대로 국내 주사의 발생빈도를 백인들의 발생률의 50% 정도라는 전제하에 통계를 내어본다면, 우리나라 사람들 중 적지 않은 수가 주사의 증세를 갖고 있는 것으로 추정할 수 있다.

 이러한 수치는 예상보다 훨씬 많은 안면홍조, 주사환자들이 있다는 것을 나타내며, 주사라는 질환은 붉은 정도가 점차 심해지는 경향이 있기 때문에 적극적인 치료가 필요하다.

 46세의 이 환자는 처음 진찰실에 들어올 때부터 술을 마신 사람처럼 얼굴이 붉었다. 10년 전에 피부과에서 주사라고 진단받은 후 약물요법과 연고 및 레이저시술을 했다. 문제는 치료 당시만 상태가 호전될 뿐이고 결국 주사가 재발하는 상황이 반복되어 나를 찾아온 경우였다.

 주사가 워낙 오래된 환자라 모세혈관이 확장된 정도가 심한 편으로, 수시로 염증에 인한 발진양상이 나타났다 좋아졌다 반복되는 상태였다. 매우 아름다운 외모를 가진 환자였지만 주사로 인해 빛이 바래 보였고, 대인관계 시에도 어려움을 겪고 있어 성격이 소심하게 바뀌었다고 했다.

 안면주사만 고칠 수 있다면 소원이 없겠다고 할 정도로 이로 인한 스트레스가 이루 말할 수 없는 지경이라고 했다. 진료 중에 주사로 인한 고충을 떠올리며 눈물을 보였으니 그간의 심적 고통을 짐작할 수 있었다.

주사환자들의 치료는 실제로 일반홍조에 비해 더디게 호전되는 경우가 많고, 치료기간도 오래 걸리며, 치료확률도 일반홍조에 비해 떨어지고 재발률이 높은 것이 사실이다.

하지만 일부 악성인 경우를 제외하고는 내부적인 상태와 외부적인 피부상태를 동시에 치료하게 되면 원래 상태보다 많이 호전될 수 있으며, 발진양상이나 혈관확장도가 줄어들어 붉은기가 개선될 수 있다.

술과 음식으로 인한 홍조

술을 마시면 정상적인 사람들도 안면홍조가 나타날 수 있지만 특히 알코올 분해 효소를 적게 가지고 있는 사람들이나 몸 안에 열이 많은 사람들은 술을 소량 마셨더라도 얼굴이 심하게 붉어진다. 심지어는 얼굴뿐만 아니라, 가슴이나 팔 등 몸 전체가 붉어지는 경우도 있는데 이런 경우 붉은기가 심하고 오래가는 것이 특징이며 다음날 숙취도 오래가는 경우가 보통이다.

알코올 분해 효소의 정도는 선천적인 것이지만 내부의 열이 많은 체질인 경우에 한방적으로 특히 간 기능이 약하거나, 간열이 많은 경우에 나타난다고 보고 있으며『동의보감』에서는 술의 기운이 열성에 독성이라고 했고, 술을 많이 마시게 되면 사람은 성질이 급해지고 과격해진다고 표현하고 있다. 술을 마시게 되면 열독을 생성시키고 기운을 위로 끌어올리기 때문에 내부에 잠복되어 있던 열을 더욱 강화시켜 위로 오르도록 만든다.

우리나라는 뜨겁거나 매운 음식을 유독 즐기는데 뜨거운 국이나 매운 떡볶이 같은 음식은 물론이고, 치즈나 초콜릿 등 혈관확장을 시킬 수 있는 음식들이 안면홍조를 유발할 수 있다. 이러한 음식을 유독 좋아하는 사람들은 비위에 습담열이 쌓여 정체가 되어 좋아하는 음식을 먹는 것만으로 쉽게 열이 발생하며, 심해지면 식사 시에 어김없이 열이 오르게 되는 상태로 발전하기도 한다. 특히 체질상 위장기능이 약하거나 위열이 많은 경우에 음식에 의한 열이 오래 지속될 수 있다고 보고 있다.

> 37세의 건장한 남성 환자가 내원했는데, 얼굴빛에서 벌써 붉은기가 돌고 있었고 매우 피로해 보였다. 사람을 접대해야 하는 경우가 많은 직장에 다니고 있어 음주를 주 4~5회는 하며, 대부분 소주나 양주 위주의 독주를 마신 지 수년째라고 했다. 당연히 매년 받는 건강검진에서 지방간이나 간수치의 상승이 늘 나타나고 있었고, 최근 들어 홍조양상이 심해지고 너무 몸이 피로해져 병원을 찾게 되었다.

종종 이러한 남성 환자들이 내원하는 경우가 많은데, 진찰실에 들어오면서부터 얼굴에 "나 술 많이 먹고 과로하는 사람이오."라고 쓰여 있는 경우다. 대한민국 중년남성의 씁쓸한 자화상이라 생각하니 안쓰러울 때가 많지만, 술을 무조건 줄이지 않으면 치료가 힘들다고 단호하게 말한다. 물론 아예 안 마실 수는 없겠지만, 횟수를 줄이고 술 종류를 순한 것으로 바꾸는 노력만으로도 건강이 서서히 회복되면서 홍조양상이 호전된다.

감정과 스트레스로 인한 홍조

많은 홍조환자들이 '감정홍조'를 호소하는 경우가 많다. 특히 여러 사람 앞에서 발표를 하거나 공연을 할 때, 초면인 사람을 만날 때 긴장을 하게 되거나, 창피하거나, 당혹스러운 경우, 대화 시에도 홍조가 나타난다는 경우다.

이러한 경우 대부분 심장 두근거림, 손발의 땀을 같이 호소하는 경우가 많은데 이는 모두 스트레스 호르몬의 자극으로 인해 자율신경이 불균형해지고 교감신경이 일시적으로 항진하기 때문에 동반되는 증상들이다. 이외에도 화가 나거나, 짜증이 나거나, 웃거나, 흥분할 때, 불안할 때도 홍조가 쉽게 나타난다. 이런 증상이 심해지면 아는 사람을 만나기만 해도 홍조가 나타나는 상황이 되기도 한다.

대부분 1~2분 이내로 금방 홍조가 사라지는 경우도 있지만 수시로 일어나거나 혹은 30분가량 오래 지속되는 경우도 있기 때문에 감정홍조가 있는 이들은 대인관계나 사회관계에 어려움을 겪게 되며, 우울증이나 대인기피증으로 연결되어 일상생활이나 업무에 많은 지장을 받게 된다.

대부분 소심하고 예민하고 스트레스를 많이 받는 이들에게 나타나는 경향이 있고, 한방에서 말하는 심담허겁, 심화, 간화, 담울화에 해당되는 경우가 많다.

> 26세 여성 환자는 전형적인 감정홍조로 내원한 환자였다. 중학생 때부터 발표를 하거나 긴장을 하게 되거나 창피한 상황에서 어김없이 홍조가 나타났고, 이러한 증상이 사회생활을 시작하게 되면서부터 더욱 심해져 수시로 홍조가 올라와 직장생활에 지장이 많다고 했다. 특히 불편한 상사나 싫은 사람 앞에서는 그 증상이 더욱 심해지고, 그렇지 않은 사람 앞에서도 증상이 나타나 남들이 오해할까 봐 겁난다고 호소하면서 증상이 과연 치료될 수 있는지 궁금해 했다.
> 홍조가 나타날 때는 대부분 심장 두근거림과 손발에 땀이 나고, 직장 동료들이 왜 이렇게 얼굴이 벌겋냐고 한 번씩 얘기하는 것이 본인에겐 너무 스트레스라고 하면서, 이로 인해 더욱 홍조가 심해지는 것 같다고 했다. 정신과 상담을 받고 간혹 신경안정제를 먹어 보기도 했지만 홍조가 여전히 올라와서 나를 찾은 경우였다.

이러한 감정홍조를 호소하는 경우는 대부분 어릴 때부터 약간의 감정홍조 양상이 있었던 사람이 많다. 그러다 대학, 취업, 큰 시험 등을 앞두고 혹은 직장생활을 하게 되면서 스트레스가 심해져 증상이 더욱 악화되어 찾는 경우가 대부분이다.

감정홍조는 단순히 성격적, 감정적인 문제가 아니다. 그러므로 내부적 원인을 정확히 살펴 몸의 저하된 기능을 올리고, 자율신경계나 중추신경계 및 한열의 균형을 바로 잡아야 한다. 이와 동시에 마음을 치료하는 상담을 진행하면 예상보다 치료 효과가 큰 사례가 많다.

온도와 계절홍조

일반적으로 추운 곳에 오래 있거나, 더운 곳에 오래 있거나, 혹은 추운 곳에서 더운 곳으로 이동하게 되었을 때 뺨이 붉어지는 경험이 있을 것이다. 이 경우는 온도로 인해 혈관이 확장되거나, 수축되었던 혈관이 급작스럽게 확장되면서 나타나는 일시적인 증상이다. 하지만 온도와 계절홍조환자들은 조금만 기온이 낮거나 덥거나 기온차가 나더라도 쉽게 홍조양상이 나타나며 그 증상이 매우 오래 지속되는 경향을 보인다.

대부분 10분 이상에서 수 시간까지도 지속되며, 심한 경우 얼굴을 식히거나 시원하게 하지 않는 한 계속 지속되기도 한다.

이런 경우는 대부분 선천적으로 피부가 얇거나 희어서 혈관상태가 잘 보이거나, 혈관상태가 약하여 혈관의 수축과 이완이 과도하게 되고 회복력이 더딘 경우에 해당된다. 피부와 혈관상태는 유전될 수 있기 때문에 가족력을 갖는 경우가 유독 많다. 따라서 어릴 때부터 이런 증상이 오래 지속되었거나, 고온이나 저온의 환경에 지속적으로 노출되었다면 평소에도 확장된 혈관으로 인해 붉은기가 눈에 띄는 모세혈관확장증상을 보이기도 한다.

또한 온도와 관련되어 오염물질이 많아지고 일교차가 큰 환절기, 뜨거운 햇빛이 많은 여름, 안팎의 기온차가 큰 겨울에 홍조가 심해지는 경우가 많다.

직업적으로 더운 환경에서 일하거나, 추운 곳에서 오래 대기해야 하는 군인들, 환경에 영향을 받는 특정 직업군에서 많이 나타나는 경향이 있고, 피부가 얇거나 흰 사람에게 많이 나타난다.

36세 군인인 한 남성 환자는 어릴 때부터 찬바람을 쐬거나 밀폐되고 더운 곳에 오래 있을 때 볼이 붉어지는 증상이 있었다고 했다. 어릴 때는 볼이 붉어져도 귀엽다는 소리를 들으니 스트레스를 받지는 않았는데, 직업군인이 되고 나서 몇 년 전부터 지속적으로 뺨과 코가 붉어지는 증상이 나타났고, 특히 찬바람을 쐬거나 히터바람이 나오는 곳, 다시 말해 실내에 있을 때는 어김없이 얼굴전체에 열감이 느껴지면서 계속 붉은 양상이 나타나기 시작했다고 한다. 이러한 증상은 사회생활을 하는데 심리적으로 위축되고 대인관계 시에도 신경이 쓰이면서 치료할 방법을 알아보다가 내원하게 되었다.

온도홍조를 겪는 이들 중 유독 군인, 혹은 직업군인이 아니더라도 군대를 다녀와서부터 증상이 심해졌다고 하는 남성 환자들이 많다. 이는 군대에서의 특수한 환경이나 스트레스, 선택권이 없는 식사 등 여러 가지 원인이 작용하는 것으로 추측하고 있다.

온도, 계절홍조는 내부적인 화가 원인이 되는 경우가 많으므로 내부적 원인과 함께 혈관과 피부를 재생시키는 요법을 같이 병행하면 온도가 높거나 차이가 나더라도 약간만 붉어지거나 홍조의 시간이 많이 축소되거나 홍조가 아예 나타나지 않는 정도로까지 호전될 수 있다.

____ 환경의 오염과 변화로 인한 홍조

최근에는 환경오염으로 인해 각종 오염물질이 증가되고 있는 추세여서 각종 피부질환 환자들이 급격하게 늘고 있는 상황이다.

봄철만 되면 대두되는 황사는 이미 오래전부터 문제가 되고 있으며, 가장 대표적인 미세먼지는 공기 중 고체 상태의 입자와 액적상태의 입자 혼합물로, 이러한 입자는 자연배출원뿐만 아니라, 다양한 고정배출원이나 이동배출원으로부터 나오기 때문에 여러 형태의 모양과 크기를 가지는 특징이 있다.

대표적인 오염물질들을 살펴보자면, 오존은 대기 중에 배출된 질소화합물(NOx), 휘발성 유기화합물(VOCs) 등이 자외선과 광화학 반응을 일으켜 만들어진 질과산화아세틸(PAN), 알데하이드aldehyde, 아크롤레인Acrolein 등 광화학 옥시단트의 일종으로 2차 오염물질에 속하는데 자동차, 화학공장, 정유공장과 같은 산업시설과 자연적 생성 등 다양한 배출원이 있다고 알려져 있다.

이산화질소는 적갈색의 반응성이 큰 화기체로 대기 중에서 일산화질소의 산화에 의해서 발생되며 주요 배출원은 자동차와 공장과 같은 고온 연소공정과 화학물질 제조공정 등이 있으며 토양 중의 세균에 의해 생성되는 자연적 현상도 있다.

일산화탄소는 무색, 무취의 유독성 가스로 연료 속의 탄소성분이 불완전 연소되었을 때 발생된다고 알려져 있는데 주 배출원은 산업공정과 연료연소, 산불과 같은 자연발생원 및 주방, 담배연기, 지역난방과 같은 실내 발생원이 있다.

이러한 각종 오염물질들은 공기 중에 떠돌아다니며 호흡기를 통해 천식과 같은 호흡기계 질병을 악화시키고, 폐 기능의 저하를 초래하기 때문에 폐와 상관되는 피부에도 악영향을 미치게 되어 홍조뿐만 아니라, 피부질환 및 피부상태의 악화에 일조를 할 수 있다.

또한 인구증가와 대도시화로 인한 인구밀집으로 인해 어디를 가든 사람들이 많고 밀폐된 공간이 많아져 각종 공공기관, 사람이 많은 지하철, 버스 등에서 특히 홍조가 발생한다는 사람들이 많아지고 있다.

> 54세의 한 여성 환자는 첫 진료 시 코와 뺨, 미간부위가 매우 붉은 상태로 나를 찾았다. 어릴 때부터 홍조기가 있었는데, 수년전 공업화단지로 유명한 한 도시로 이사를 가면서부터 홍조양상이 심해지기 시작했고 이후에는 밀폐된 장소, 특히 버스나 지하철 가까운 곳에만 가도 홍조양상이 유난히 심해진다고 했다.
>
> 또한 이러한 상황들이 워낙 오래되면서 열이 수시로 오르고 코와 볼, 미간부위의 붉은기는 평상시에도 계속 붉은 상태로 모세혈관 확장이 심한 상태였다.
>
> 홍조증상이 워낙 어릴 때부터 있었던 데다, 레이저 치료를 통해 별로 효과를 보지 못한 상태로 자신의 홍조는 치료가 되지 않는다고 생각했으나, 과중한 스트레스로 인해 나를 찾은 경우였다. 기본적인 한약과 침치료, 특수침법을 통해서 증상도 호전되고 얼굴의 피부가 매우 밝아진 모습으로 치료를 종료했다.

소화기의 저하

평소 소화기가 약해서 쉽게 더부룩하고, 가스가 잘 차고, 혹은 신경을 쓰거나 과식 시에 체하거나 식곤증이 유달리 심한 이들 중에 홍조가 나타난다는 경우가 종종 있다. 이러한 경우 대부분 하부소화기도 약하여 변비가 있다거나, 설사를 잘 하거나, 복통을 자주 호소하고, 더러 과민성대장증후군을 가진 경우도 있다.

이러한 증상을 호소하는 홍조환자들의 경우 단순히 소화기의 저하로만 보기보다는, 다른 원인과 겹쳐져 오는 경우가 대부분이다.

한방에서 봤을 때는 중초의 기운이 막혀서 상하소통이 되지 않을 때 열이 위로 몰리게 되고, 아래로는 전달되지 않는 상태가 되기 때문에 홍조가 나타나기가 쉽다. 간울, 비위의 기능이 울결, 다시 말해 뭉치게 되는 증상이 오래되어 이로 인해 화가 생성되어 상열하한증(위로는 열이 뜨고 아래쪽은 냉한 상태)의 양상으로 나타나는 경우가 많다.

이러한 증상을 호소하는 경우 다른 원인도 중요하지만, 일단 소화기능을 회복시키고 막힌 부분을 소통되게 하는 것이 치료에 있어 중요하다. 이런 기능들이 회복되면서 홍조양상이 같이 좋아지는 경우가 대부분이기 때문이다.

24세의 여성 환자는 매우 조용하고 소심한 성격으로 항상 남들의 시선이나 외부적인 환경들에 매우 신경을 쓰는 편이다. 나와의 첫 대면에서도 어김없이 홍조양상이 일어나는 걸 볼 수 있었다. 진찰해보니, 어릴 때부터 자주 체하고 음식을 많이 못 먹고 소식하는 편이었고 장염도 자주 걸리는 등 평소에도 설사변비증상이 반복되고 복통을 자주 호소하는 과민성대장증후군을 가지고 있었다.

대학졸업 후 바로 취직을 했는데 교대근무에다 처음 만나는 사람들과 관계를 맺으면서 스트레스를 많이 받아 소화기능이 더욱 약해지고 평소 감정홍조도 갖고 있던 환자는 그 증상이 더욱 심해졌다며 내원을 결심하게 되었던 것이다.

손발, 복부가 매우 차고 열감이 하루에도 수시로 오른다고 했다. 신경을 조금만 써도 잘 체하고, 두통양상도 잦으며, 수면양상도 좋지 않았다. 또한 변비였다가 뭐만 잘못 먹었다 싶으면 설사와 복통이 잦은 편이라고 호소했다.

이런 홍조증상의 경우 우선 소화기부터 좋아지게 하면서 상하로 소통을 시키고, 자율신경을 안정시키면서 위로 몰린 열을 내려야 하기 때문에 한약과 침치료, 한방상담을 병행했다. 마음이 안정되면서 소화기증상이 점차로 호전되고 홍조의 정도도 매우 안정되었다. 치료 도중에도 워낙 스트레스나 컨디션에 따라 호전후퇴가 반복되었으나 꾸준히 치료받은 결과 큰 효과를 볼 수 있었던 경우다.

이러한 환자들의 경우 대체적으로 소화기 쪽이 정상화되는 것이 무엇보다 중요하다. 또한 마음이 편하면 홍조도 많이 줄어드는 경우라고 할 수 있다.

수시홍조, 평상홍조

수시홍조는 말 그대로 수시로 홍조가 나타나는 상태이며, 평상홍조는 어떠한 자극 없이도 평상시 지속적으로 홍조인 상태를 의미한다. 홍조증상 중 증세가 심한 상태이다. 또한 이 두 가지 증상이 동시에 나타나는 경우가 많다.

수시홍조는 감정이나 온도나 환경 등 작은 자극에도 하루 10회 이상, 심한 경우 30회 이상 셀 수 없을 정도로 열감과 발적감이 올랐다 내렸다 하며, 이러한 상황이 지속되어 모세혈관이 확장된 경우가 많다. 더불어 안면주사, 혹은 지루성 피부염, 여드름이 동반된 경우 열감이 없더라도 붉은기가 지속되는 상태를 보이는데 이를 평상홍조라 한다.

이런 경우는 홍조양상이 오래되었거나, 극심하게 발생된 경우가 많다. 홍조의 양상 중에 '상'에 속하는 심한 상태에 해당된다고 할 수 있기 때문에 환자의 스트레스 또한 매우 극심한 편이다.

특히 내부적인 원인 외에도 피부와 혈관상태의 문제가 원인으로 많이 작용하기 때문에 반드시 피부와 혈관상태를 개선시킬 수 있는 치료를 병행해야 호전될 수 있다.

> 45세 남성은 그야말로 홍조가 하루에도 30회 이상씩 나타난다고 했다. 어느 정도냐면, "정말 죽고 싶다"고 말할 정도였다. 말도 워낙 빠르고, 성격이 급해 진료

시 내가 다 정신이 없을 정도였다. 평소 사업을 하면서 사람을 많이 상대하는데, 사업이 어려워지고 경제적인 문제, 잦은 음주와 늦은 귀가로 인해 부부사이가 안 좋아지고 그로 인한 스트레스가 이루 말할 수 없게 되면서부터 약간 붉은기가 감돌았던 얼굴에 열감이 수시로 오르면서 홍조가 매우 심해진 경우다.

심리적으로 너무 큰 스트레스를 받고 있던 터라 한방에서 봤을 때 '화병' 증상까지 동시에 가진 환자였다. 분노나 화가 자주 치밀고, 가슴이 답답하고 자꾸 한숨을 쉬게 되며, 상부 쪽에 열감이 느껴진다고 이야기했고, 두통도 잦은 편으로 최근에는 탈모현상과 불면증까지 생겼다고 했다.

극심한 화병으로 인한 평상, 수시홍조로 진단하고 한약과 특수침 요법, 상담요법을 통해서 홍조의 양상 및 마음상태가 많이 안정을 되찾게 되면서 나중에는 편안한 얼굴로 진료를 종료했던 환자다.

위의 사례는 평상, 수시홍조증과 더불어 화병으로 나를 찾은 사례로 꽤 심한 경우에 해당하지만 실제로 홍조환자들 중에 횟수를 셀 수 없을 정도로 수시로 열감이 올라온다고 호소하거나 24시간 동안, 혹은 잠자는 시간을 제외하고는 계속 붉어져 있다고 이야기하는 경우도 종종 있다.

예상대로 사회생활이나 대인관계에 많은 어려움을 겪으며, 증상이 워낙 심해진 상태라서 내부적인 균형도 깨어져 있거나 스트레스가 심한 경우가 많다. 심한 경우는 분노조절 장애, 우울증, 대인관계 기피증, 공황장애까지 호소하는 때도 많다.

　이러한 사례는 관리만으로는 호전이 힘든 상태이다. 그렇기 때문에 더욱 악화되기 전에 시급한 치료가 관건이다.

___ 기타 홍조

다른 질환이나 약물에 의해서도 홍조가 나타나는 경우가 있다. 특히, 내분비 질환이나 혈액 질환 등 전신적 질환이 있는 상황에 나타나기도 하고 피부질환, 혈액순환 개선제나 고혈압 약 등 약물에 의해서도 안면홍조가 유발될 수 있다. 이러한 질환이나 약물들이 몸에 열을 발생시키거나 혈관을 확장시켜 홍조가 나타날 수 있기 때문이다.

　이러한 때는 해당 질환에 대한 치료가 우선시되어야 하고, 혈액순환 개선제나 고혈압 약물의 경우 끊을 수 없다면 다른 부분을 치료하더라도 치료의 호전도가 일반적인 상황보다 지연되는 것은 감안하여야 한다.

44세 남성 환자는 고지혈증과 고혈압증상이 심하여 고혈압 약과 고지혈증 약을 복용한 지 10년째였다. 대기업에 다니면서 과로와 스트레스, 음주가 잦은 환자였다. 이외에는 별다른 특이 상황은 없었고 원래 기본적인 체력은 좋은 편에 속했다. 다만 과로와 스트레스, 음주 등으로 간 기능이 약화되고 화가 쌓여 모세혈관 확장으로 인해 얼굴이 평소에도 붉은 상태였고 지속적인 열감 및 만성 피로감을 호소하고 있었다.

환자에게는 복용 중인 혈압 약과 혈액순환 개선제가 혈관을 확장시킬 수 있는 약이라 알리고, 한약과 특수침법을 위주로 치료를 하였다. 열감과 피로감은 금세 개선이 되었으나 혈관확장이 개선되는 정도가 다른 사람들에 비해 더디게 진행되었다.

홍조환자들이 많이 호소하는 기왕력이나 현병력 중 하나가 고혈압, 고지혈증, 갑상선 질환, 심장질환, 혈관질환, 아토피 피부염, 지루성 피부염, 여드름, 알러지성 피부염, 피부묘기증과 같은 질환들인데 이러한 질환은 홍조치료 시에 반드시 병행치료하거나 고려하여 치료하는 것이 중요하다.

홍조와 흔히 동반되는 질환들

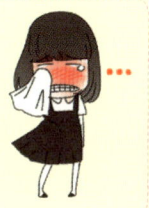

안면홍조가 오래되면 점차로 혈관이 확장될 수 있고 피부가 건조해지면서 각질화된다. 이로 인해 노화가 더욱 촉진될 수 있으며, 피부색이 검붉게 변하면서 칙칙해지거나, 이차적으로 피부염 형태의 피부트러블이 생기는 경우가 많다. 또한 전신 불쾌감, 열감, 피로감, 우울, 신경과민, 불안, 짜증 등의 심리적인 증상이나 가슴 두근거림, 수족냉증, 두통, 어지럼증, 불면 등의 증상이 동반되어 삶의 질이 낮아지는 결과를 초래할 수 있다. 특히 감정홍조가 심한 경우 불안증, 강박증, 우울증, 대인관계기피증 등이 동반될 수 있어 직장생활을 하거나 대인관계 시 극심한 스트레스로 작용할 수 있다.

홍조는 단순한 피부질환이 아니기 때문에 유독 같이 동반되는 질환들이 많은데, 이러한 것들이 모두 홍조와 연관된 부분으로 병행

치료해야 홍조증상도 같이 좋아지는 경우가 대부분이다.

갱년기증후군

갱년기는 여성의 생식능력이 감소되고 소실되는 전환의 시기, 즉 생식능력이 있는 시기에서 없는 시기로 이행되는 기간을 뜻한다. 일반적으로 50세를 전후하여 월경이 영구히 정지되는 폐경이 오게 된다.

이를 전후한 시기에 인체에 나타나는 여러 가지 변화를 갱년기증후군이라 한다. 폐경을 전후하여 난소기능이 현저히 저하되기 때문에 에스트로겐 결핍현상이 나타나고 혈관계, 근골격계, 비뇨생식기 및 뇌신경계 등 신체 전반에 걸쳐 변화가 일어난다. 남성의 경우도 남성호르몬이 감소하고 호르몬의 균형이 무너짐으로써 갱년기증후군이 나타날 수 있다.

한방에서는 신기능의 쇠퇴, 충임맥 허손, 장부경락의 영양 부족, 진음 부족으로 인한 음양의 평형실조로 보고 있다.

갱년기증후군 증상 중 홍조와 관련된 증상들은 폐경 전후 약 3~4년간 나타나는 급성증상 중 혈관운동성으로 나타나는 안면홍조, 야간발한, 불면, 빈맥, 심계증상과 신경내분비·뇌신경계 증상으로 나타나는 우울, 불안, 초조, 화, 짜증 등 심한 감정변화, 신경과민, 집중력 저하, 기억력 장애, 두통, 성적 무력감, 의욕상실 등이며, 이외에도 소화기 증상으로 오심, 구토, 식욕부진, 설사 등이 동반되는 경우가 많다. 심한 경우 이러한 증상은 10년 이상 지속되기도 하니 증상이 계속되거나 심한 경우는 삶의 질을 위해서라도 반드시 치료를 하는 것이 좋다.

과거에는 갱년기증후군을 여성호르몬제로 치료했던 경우가 많았다. 갱년기홍조에 쓰이는 호르몬제에 대해서는 2002년 7월 WHI 연구 결과, 건강한 자궁이 보존된 여성에 대한 에스트로젠과 프로제스틴 복합요법의 심각한 부작용(유방암의 발병률 증가 가능, 심혈관질환의 예방에 비효과적, 인지 기능이 악화, 치매 발생 증가, 요실금 발생과 양상 심화, 삶의 질 개선에 별무호전)을 경고하였고 이후 호르몬 보충요법에 대한 국제적인 연구결과들의 전체적인 주류가 호르몬 요법의 부작용에 대한 WHI 연구 결과를 지지하고 있다.

따라서 호르몬 요법은 예전에 비해서 매우 신중하게 처방되는 추세이며, 자연치유요법이나 한약에 대한 연구가 다수 이루어지고 효과에 대한 검증이 되고 있어 전 세계적으로 한방요법이나 자연치유요법이 권고되는 양상을 보이고 있다.

실제 임상에서 갱년기홍조로 병원을 찾는 이들은 대부분 홍조 이외에도 타 증상들을 복합적으로 호소하는 경우가 많다. 그간 살아오면서 쌓였던 스트레스 및 저하 증상이 폭발하는 시기이기 때문에 낮밤으로 열감을 호소하는 등 홍조가 심한 경우가 많다.

치료에 있어서는 한방적으로 쇠해진 신기능을 올리면서 열을 잡아야 하기 때문에 초기 치료 효과가 더디게 나타나는 경우가 있긴 하지만 꾸준히 치료를 하면 큰 효과를 볼 수 있다.

수족냉증

한방적으로 상열하한증에 해당되는 안면홍조의 경우 대부분이 가슴 윗부분에 해당되는 상부 쪽에는 열감이 있지만 동시에 수족냉증을 호소하는 경우가 많다. 따뜻한 곳에서도 손발이 차다고 이야기하고, 때로는 무릎이 시리고, 아랫배, 허리 등 다양한 신체 부위에서 냉기를 함께 느끼기도 하며, 날씨가 추워지거나 홍조가 발생될 때 수족냉증이 순간적으로 더욱 심해지는 양상을 보이는 경우가 많다.

수족냉증의 원인은 추위와 같은 외부 자극에 혈관이 수축되면서 손이나 발과 같은 말초 부위에 혈액공급이 감소되어 나타나고, 출산이나 폐경과 같은 호르몬 변화, 스트레스와 같은 정신적 긴장으로 인해 발생하기도 한다고 알려져 있다. 그러나 이밖에도 다양한 원인 질환에 의해 생길 수 있으며 현재까지 밝혀진 확실한 이유는 없다.

한방에서는 상부와 하부의 열감이 불균형해져 상열하한증이 되었거나, 어혈이나 습담, 혹은 기혈부족으로 인해 순환이 저해되었거나, 중심부 체온이 낮아진 경우에 발생된다고 본다. 이러한 경우 상부와 하부 열감의 불균형을 해소시키고, 말초나 하부에 순환상태를 개선시키거나, 중심부 체온을 올려서 치료를 한다. 치료를 통해 홍조와 수족냉증이 동시에 호전되거나 홍조의 양상이 호전되면서 이후에 수족냉증이 좋아지는 경우가 상당히 많다.

____ 신경성 소화불량

감정홍조가 있거나 평소 예민하거나 스트레스가 많은 경우에 대부분 신경성 소화불량을 동시에 호소하는 경우가 많다. 평소 소화기가 좋지 않거나 혹은 평소 소화기에 이상이 없다가도 스트레스를 받거나 신경을 쓰면 바로 속이 더부룩하거나, 가스가 잘 차고, 체하는 증상을 이야기하며, 심한 경우 만성위염이나 역류성 식도염 등의 특정 질환으로 발전되어 속이 쓰리거나 통증이 유발되기도 한다.

　위장에 특이사항이 없는 신경성으로 인한 기능성 소화불량은 스트레스로 인해 스트레스 호르몬들이 분비되어 자율신경과 미주신경에 영향을 미치게 되어 위장관 운동에 이상이 생기거나 소화관련 호르몬 작용에 영향을 끼쳐 발생되기도 하고, 음식물이나 장내가스 등과 같은 자극에 대한 반응이 정상인보다 현저히 과민하게 나타나는 경우에는 통증에 대한 역치가 낮거나 통증에 대한 반응이 예민해서 증상이 잘 나타난다고 보고 있다.

특히 소화불량이 있는 경우는 상하소통이 되지 않고 막혀있는 경우가 많아 위로만 열이 몰리고 아래는 찬 상열하한증으로 고생하는 경우가 많다. 감정홍조가 주로 나타나는 환자들에게 많이 보이는 증상이다.

위장 내에 기질적인 병변이 있는 경우에는 소화기의 해당질환에 대한 치료가 선행되는 것이 좋고 이를 제외한 신경성으로 인한 기능성 소화불량의 경우 반드시 소화기능을 정상화시키면서 다른 부분을 같이 고려해야 홍조가 치료될 수 있다. 이는 한방에서 심비혈허증이나 비울, 간울로 인한 경우에 해당된다.

불면증

홍조환자 중에 유독 불면증으로 고통받는 경우가 많다. 체질, 스트레스, 충격에 의해 심담이 약하여 신경과민과 더불어 자율신경이 실조되어 교감신경이 항진되어 있거나, 신기능의 저하로 인해 음양의 평형이 실조된 경우 갱년기홍조로 야간에 열이 심하게 나는 경우에 불면증이 동반되는 경우가 대부분이다.

불면증은 잠을 잘 적절한 상황이나 조건이 구비되어 있는데도 불구하고 잠들기가 힘들거나(입면장애), 잠든 뒤에도 깊이 못자고 자주 깨거나(유지장애), 새벽에 일찍 깨어 잠들지 못하는(조기각성) 수면장애의 대표적인 증상이다.

특히, 성격적으로 신경이 예민하고 꼼꼼하며, 불안감과 두려움, 걱정이 많거나 생각이 많고 완벽주의적인 성격을 가진 사람들에게 불면증이 나타나기 쉬우며, 직업적으로는 낮밤이 바뀐 생활을 하거나 외국 출장이 잦아 시차가 수시로 바뀜으로써 생기는 경우도 있다. 자기 전에 생각이나 고민이 많아서 수면에 드는 시간이 오래 걸리거나, 잠을 푹 못 자거나, 야간뇨로 인해 중간에 깨거나, 일찍 깨서 잠이 안 드는 등의 증상과 꿈을 많이 꾸는 증상을 호소한다.

불면증은 오래되면 이차적으로 만성피로, 두뇌활성저하, 낮 동안에 졸림, 감정적인 변화 등으로 인해 매우 예민해지고 몸과 마음이 모두 지치게 되어 일상생활은 물론 사회생활에도 많은 지장을 받게 된다. 당연히 몸의 활력상태가 저하된 경우가 많고, 홍조에도 더욱 악영향을 끼치게 된다.

이러한 경우 홍조와 더불어 불면증에 대한 치료도 같이 고려되어야 하며, 치료 시에 약화된 장부기능을 강화시키면서 자율신경을 안정화시켜 나가면 홍조증상과 더불어 불면증상이 같이 호전되는 경우가 많다.

___ 화병과 심계

화병이란 한국의 독특한 문화와 관련된 분노증후군으로, 스트레스로 인한 분노를 표출하지 못하고 장기간의 억제로 인해 장부에 화가 쌓여서 자율신경의 변화를 초래해 발생한다. 이러한 화병이 지속되어 홍조로 발전되는 경우가 종종 있다.

화병과 연관된 홍조양상인 경우에는 얼굴뿐 아니라 가슴부위까지 열감이나 발적이 동반되기도 하고, 가슴이 답답하거나 숨이 막혀 힘들거나 치밀어 오르는 느낌이 들어 힘들다. 특별한 이물질 없이 목이나 명치에 뭉쳐진 덩어리가 느껴지기도 한다. 또한 심리적으로는 특정한 스트레스 상황에 놓인 경우가 있어 억울하고 분한 마음이 많이 들고, 스스로가 수시로 과거 스트레스를 겪었던 생각을 떠올리면서 분노가 치민다고 한다.

화병이 동반되거나 긴장감이 특히 심한 경우 심장이 두근거린다고 하기도 하는데, 이는 극도의 긴장 시 화, 분노가 오르거나 조급함이 있을 때, 심한 경우는 가만히 휴식을 취하고 있을 때조차 증상이 나타나기도 한다.

주로 성격이 소심하거나 내성적이어서 자신의 감정을 표출하지 못하고 오랫동안 쌓아만 두거나 극심한 스트레스 상황을 겪은 경우, 혹은 사소한 일에도 욱 하고 화를 잘 내는 사람에게 나타나기 쉽다.

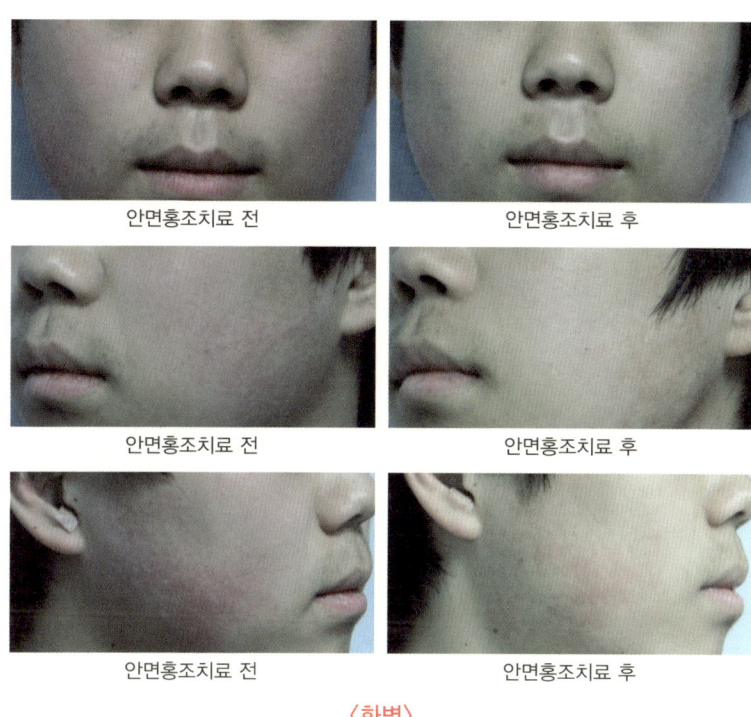

<화병>

　여성들의 경우 육아, 일, 시댁, 남편 혹은 주변인과의 불화로 인한 스트레스인 경우가 많다. 남성들의 경우 일, 가정의 불화, 경제적 문제로 인한 스트레스가 화병으로 발전되는 경우가 많다. 요즘에는 청소년들도 교우관계, 가정 내 불화, 성적에 대한 스트레스로 인해 화병이 생기는 경우가 점점 늘어나고 있다.
　이런 경우는 화병 자체가 홍조의 원인이 되기도 하며 홍조양상을 더욱 심하게 하는 요인이 되므로 홍조치료와 더불어 심기능을 보강하거나 기혈순환을 원활하게 하고, 가슴속의 화를 가라앉히는 치료를 병행하여 증상이 같이 개선되도록 치료해야 홍조가 호전될 수 있다.

____ 우울증

홍조증상이 반복되다 보면 심리적으로 위축되고 언제 또 홍조가 나타날까 하는 불안감이 심해져서 이것이 더욱 홍조양상을 심화시키고 이로 인해 대인관계를 회피하게 만드는 경우가 발생한다.

이러한 악순환이 반복되다 보면 일시적으로 기분만 저하되는 것이 아니라 생각의 내용, 사고과정, 동기, 의욕, 관심, 행동, 수면, 신체 활동 등 전반적인 정신 기능이 저하되는 상태인 우울증으로 발전하는 경우도 간혹 있다.

2주 이상 거의 매일 지속되는 우울감을 가지거나 일상의 대부분의 일에서 관심 또는 흥미가 감소하고, 식욕이나 체중의 급격한 변화, 수면불량, 피로감, 무가치감, 집중력 저하 등의 증상에 시달리면서 점차로 사람과의 접촉을 피하고 심한 경우 살기 싫다는 생각이 들 정도의 심한 우울감을 느낀다면 우울증을 의심해 볼 수 있다.

실제 환자를 볼 때 우울증을 동반한 홍조환자들 중 많은 이들이 신경정신과에서 항우울제 등의 약물을 복용한 기왕력이 있는 경우가 많다. 실제로 대인기피증이나 무기력증을 심각하게 이야기하는 경우가 많아 상담 시 본인의 증상을 설명하면서 울음을 터트리거나 무기력한 표정으로 말하는 경우를 자주 접했다.

이러한 경우 홍조증상을 호전시켜 나감으로써 자신감을 점차로 회복시켜야 하는 것은 물론, 심리 상담과 명상법, 취미활동 등을 통해서 우울증을 같이 개선시켜야 감정홍조로부터 벗어날 수 있다.

___ 여드름 및 미세발진

모세혈관과 피지샘은 가까이에 위치하고 있어 피지샘이 왕성하게 활동하게 되면 주변의 모세혈관을 자극하기 쉬우므로 여드름과 안면홍조가 같이 나타나는 경우가 많다.

홍조보다 여드름이 먼저 생긴 경우에는 관리를 잘 못하면 여드름 흉터부분에 모세혈관이 확장되면서 지속적인 붉은기를 띠고 홍조가 생기기도 한다. 여드름치료로 스테로이드 연고나 레이저치료를 지속적으로 받은 이후에 피부가 얇아지고 약화되면서 홍조가 생기는 경우도 종종 볼 수 있다.

반대로 홍조가 지속되는 경우 열감이 얼굴로 올라오면서 열독을 배출하는 과정에서 염증이 잘 생길 수 있어 미세여드름이나 발진양상이 동반되는 경우가 많다.

이러한 경우의 홍조치료 시에는 반드시 열독과 염증에 대한 치료

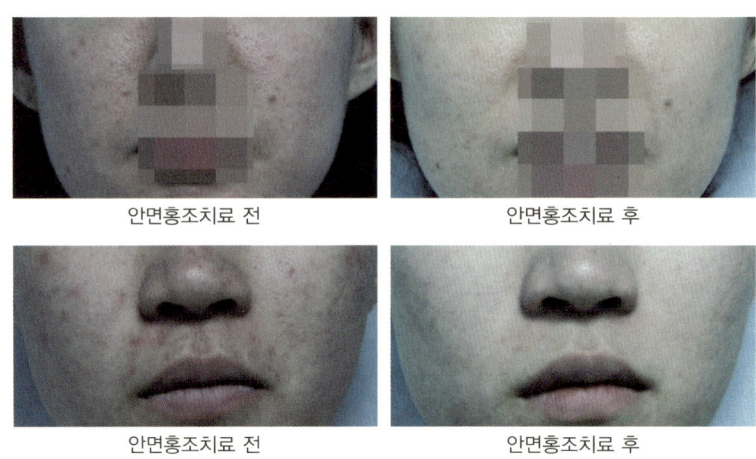

|안면홍조치료 전 | 안면홍조치료 후|
|안면홍조치료 전 | 안면홍조치료 후|

〈여드름 및 미세발진〉

가 같이 고려되어야 하며, 특수침 시술이나 여드름 압출 관리를 통해서 늘어난 모세혈관이나 여드름 및 여드름 흉터를 축소함과 동시에 피지조절력과 발진양상을 개선시켜야 홍조가 치료될 수 있다.

지루성 피부염

지루성 피부염은 머리, 이마, 겨드랑이 등 피지의 분비가 많은 부위에 잘 발생하는 만성염증성 피부질환으로 지루성 습진이라고도 한다. 홍반(붉은 반점)과 가느다란 인설(비듬)을 주 증상으로 하며 특히 성인 남자의 3~5%에서 발생하는 매우 흔한 종류의 습진 중 하나로, 실제로 홍조환자들 중에 지루성 피부염의 기왕력이나 동반된 상태를 가진 이들이 많다.

지루성 피부염이 생기게 되면 얼굴피부 및 혈관상태, 피지조절이

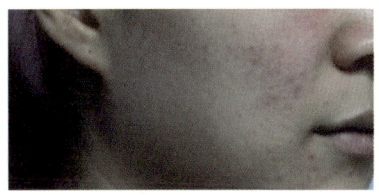
안면홍조치료 전

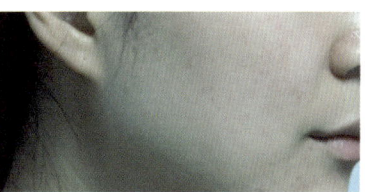
안면홍조치료 후

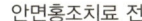

〈지루성 피부염〉

악화되면서 홍조가 쉽게 생기는 피부상태로 바뀌는 경우가 많다. 지루성 피부염의 내부적인 소인이 동시에 홍조를 유발시키는 원인이 되기도 하기 때문에 홍조양상이 나타나기 쉬운 것으로 추측된다.

특히 홍조로 인해 위로 열이 뜨게 되므로 지루성 피부염이 동반된 경우 두피부위가 붉어져 있거나 비듬이 있는 경우가 상당히 많고, 홍조증상 자체가 심한 경우가 많다.

한방에서는 습담열 체질이나 폐나 위에 열독이 심한 경우, 스트레스가 심하거나 술을 자주 마시거나 음식조절을 못하는 경우에 잘 발생하는 편이다.

따라서 지루성 피부염과 홍조를 동시에 치료해야 증상이 많이 개선될 수 있으며, 동반된 피부증상이 있는 만큼 치료기간도 일반홍조보다는 더 소요되는 편이다.

모세혈관확장증

모세혈관확장증은 만성홍조와 더불어 나타나기 쉬운 증상으로 피부에 분포된 세정맥, 모세혈관, 혹은 세동맥이 비정상적으로 확장되어 피부표면에 붉고 푸른색을 띤 그물모양의 미세한 선이 얼굴, 목, 가슴 등에 나타나 피부가 붉은기를 띠게 되는 증상이다.

선천적으로 피부나 혈관상태가 약하거나 피부결이 섬세하고 표피층이 얇은 사람에게 생기기 쉬우며, 이로 인해 피부의 탄력성이 줄어들고 피부의 긴장감이 완화되어 근육이 늘어지거나 각질층이 더욱 얇아져 혈관이 확장된 것이 잘 드러나게 되고 외부 자극에 민감하게 반응하면서 홍반과 소양감(가려움증), 색소 침착이 동반될 수 있다. 따라서 열감이 없더라도 혈관이 확장된 특정부위는 지속적으로 붉은기를 나타내는 것이 특징이며, 겨울이나 환절기는 낮밤 혹은 실내외 온도차가 심해지는 시기이므로 더욱 심해지는 경향이 있다.

지속적으로 붉은기를 띠기 때문에 여성들의 경우 화장을 두껍게 하게 되고, 남성들의 경우도 비비크림 등으로 가리려고 하다 보니, 오히려 화장품으로 인해 더욱 악화되는 경우도 있다.

이러한 경우 피부상태를 반드시 살펴서 냉 미세침이나 약초침, 정안침과 같은 특수침법이나 레이저요법으로 피부와 혈관을 재생시켜서 혈관을 축소시키고 열감과 붉은 정도를 호전시켜 증상이 완화

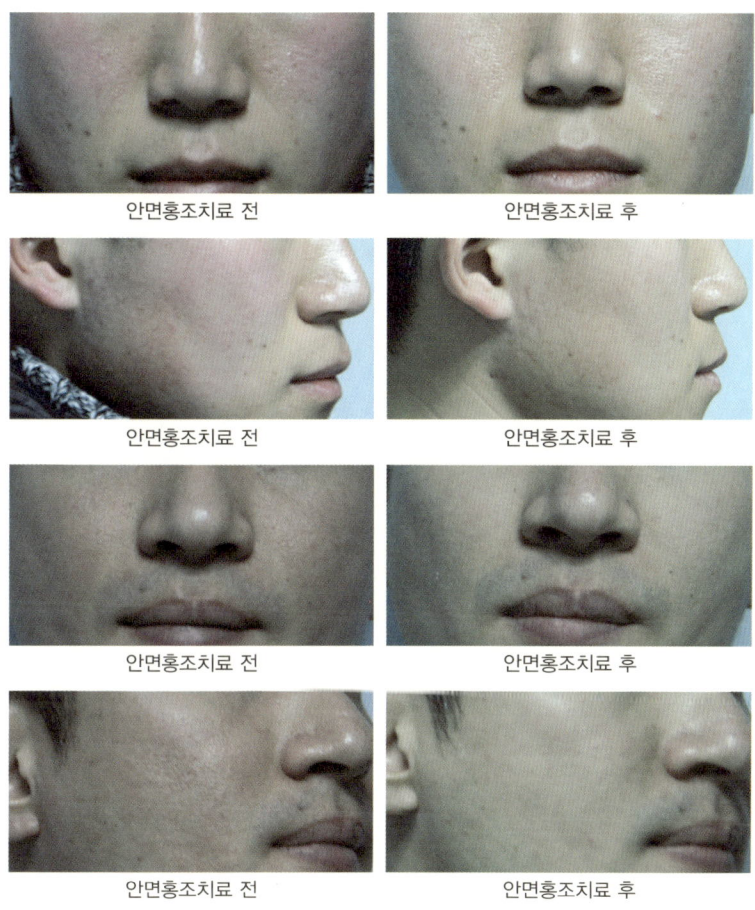

안면홍조치료 전   안면홍조치료 후

안면홍조치료 전   안면홍조치료 후

안면홍조치료 전   안면홍조치료 후

안면홍조치료 전   안면홍조치료 후

〈모세혈관확장증〉

되도록 해야 한다.

두드러기

두드러기는 벌레에 물렸을 때 부풀어 오르는 것과 같은 팽진과 그

주위를 둘러싸는 붉어짐이 특징적으로 나타나며, 각 병변은 24시간 이상 지속되지 않고 가라앉는 경우가 대부분이다. 피부가 몹시 가려우며 경계가 명확하게 홍색 또는 흰색으로 부어오르는데, 이러한 팽진은 혈관반응으로 인하여 피부의 진피에 나타나는 일시적인 부종에 의해 생긴다.

햇볕 때문에 생기는 두드러기를 일광 두드러기 Solar Urticaria 라고 하는데 햇볕을 쪼이고 수 분 내에 두드러기가 나타나서 한두 시간만에 들어가는 증상이다.

콜린성 두드러기 Cholinergic Urticaria 는 땀이 나거나, 햇볕을 쪼이거나, 목욕을 하거나, 화가 나는 등의 피부 온도를 높일 수 있는 상황이나 정서적인 흥분 후 주변색깔이 하얗거나 빨갛고, 작은 두드러기가 온몸에 올라오며 몹시 가렵다.

특히 임상적으로 홍조환자들 중 두드러기가 같이 있는 경우 일광 두드러기와 콜린성 두드러기 양상이 가장 많이 나타나는 경향이 있다.

피부묘기증 Dermographism 은 피부를 강하게 긁거나 때리면 그 자리가 부풀어 오르는 증상으로 다른 유형의 두드러기와 같이 생기기도 하며 몹시 가려울 수 있다. 피부묘기증 또한 홍조환자들에게서 많이 나타나는 유형 중 하나로, 이는 홍조를 유발하는 열독에 의해 심해지며 알레르기성 피부환자들에게서도 쉽게 볼 수 있는 증상 가운데 하나이다.

이외에 차가운 공기, 찬물 등 추위에 의해 생기는 것은 한랭 두드러기Cold Urticaria라고 하며 주로 추위에 노출되었다가 다시 따뜻해질 때나 찬물로 세수할 때 증세가 생긴다. 겨울에 바깥에 오래 있을 때나 찬물로 세수 후에 홍조양상이 심해지는 경우가 있는데 심한 경우 한랭 두드러기까지 나타나기도 한다. 이는 찬바람이나 찬물이 피부와 혈관에 자극을 주고 영향을 끼치기 때문이다.

맥관 부종Angioedema은 입술이나 눈 주위가 붓는 것으로 그다지 간지럽지는 않다. 열 두드러기heat urticaria는 열이 가해진 부위에만 두드러기가 발생하는 경우로 손이나 발을 40도 정도의 물에 수분 간 담그고 있으면 두드러기를 발생시킬 수 있다. 수성 두드러기

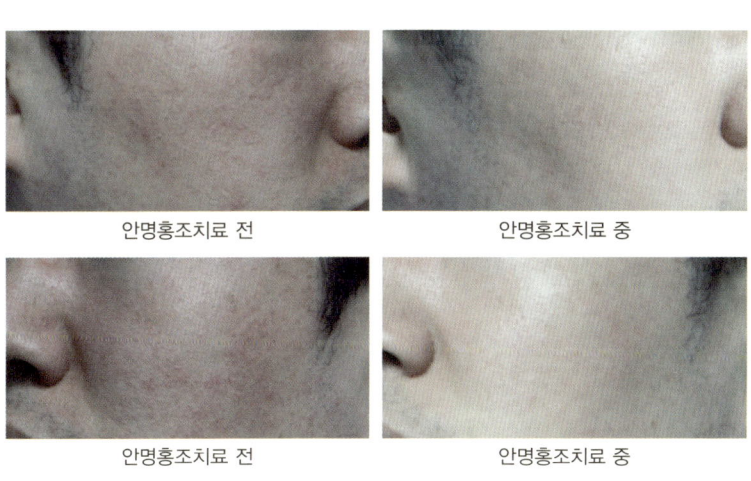

〈두드러기〉

aquagenic urticaria는 드문 증상으로 물의 온도와 상관없이 물이 닿은 부위에 아주 작은 팽진이 모공을 중심으로 발생하며 목, 팔, 상체에 흔하게 발생한다.

　피부를 긁은 후 즉시 피부묘기증이 발생하지 않고 수 시간 후에야 두드러기가 발생하는 경우가 있으며, 장시간 걷거나 앉아 있은 뒤 수 시간 후에 넓은 두드러기나 통증을 동반한 맥관 부종이 발생하여 14~86시간 정도 지속되는 경우가 있는데 이를 지연형 피부묘기증과 압박 두드러기 delayed dermographism, pressure urticaria라고 한다. 진동성 맥관 부종 vibratory angioedema은 진동자극을 받은 부위에만 국한되어 거대한 부종이 발생하는 경우다.

　홍조환자들 중에 두드러기양상을 같이 보이는 경우가 종종 있는데, 이러한 반복적인 두드러기양상에 의해 혈관이 확장되면서 홍조가 나타나는 경우도 있고, 홍조로 인해 열이 지속적으로 올라오고 피부가 민감해지면서 내부적인 면역력의 약화와 더불어 이차적으로 두드러기양상이 나타나거나 심해지는 경우도 있다.

　이러한 경우 두드러기양상이 나타날 때 홍조양상이 더욱 심해지고 가려움증으로 힘들기 때문에 홍조와 더불어 치료해야 한다.

____ 탈모

탈모는 비정상적으로 머리털이 많이 빠져 머리숱이 적어지거나 부분적으로 많이 빠지거나 정상적으로 모발이 존재해야 할 부위에 모발이 없는 상태를 의미한다. 동전처럼 원형의 모양으로 털이 빠지는 원형탈모증, 여성형·남성형 탈모증이 대표적인 형태로, 정상인에서 하루에 50~60개 정도의 모발이 빠질 수는 있으나 100개 이상이 빠지면 탈모증을 의심해야 한다.

홍조환자의 경우 위쪽으로 열이 자주 뜨기 때문에 심한 경우 두피가 붉거나 머리 쪽에 열감이 심한 경우가 있는데 이런 환자들 일부에서 탈모양상이 같이 나타나는 경우가 있다.

홍조로 인한 탈모의 경우 유전적인 경우보다는 대개 후천적으로 내분비 불균형, 스트레스와 열감에 의한 경우에 해당된다. 나무가 마른 땅에서 살기 힘들듯 두피에 열감이 지속적으로 올라오고 영양공급이 제대로 되지 않으면 모발이 가늘어지거나 탈락되기 쉬운 상태가 된다.

이러한 경우 홍조를 유발시키는 열감을 조절하면서 모발을 건강하게 하고 두피에 영양공급을 원활하게 하는 치료를 병행하면 탈모양상도 홍조양상과 함께 호전되는 경우가 많다.

체질에 따른 홍조환자의 유형과 원인

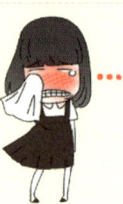

 사상체질에 따라서도 홍조환자들의 특징이 조금씩 다르다. 그러나 사상체질의 감별은 쉽지 않기 때문에 전문가의 정확한 진단을 통해서 감별하여야 하며, 아래에 소개한 것은 참고로 알면 좋다.

소양인

소양인들은 의학적으로 '비대신소脾大腎小'한 체질로 비위기능이 좋아 소화가 잘 되는 반면, 신장기능이 상대적으로 약한 경우가 많다. 사상체질 중 가장 열이 많은 편으로 위장기능이 활발하다 보니 왕성한 소화력을 믿고 과식하거나 부담이 되는 음식을 자주 먹는 경우가 있다. 그렇기 때문에 오히려 속쓰림이나 위경련 등의 통증을 잘 느끼는 체질이기도 하다. 또한 여성의 경우 자궁이 약한 경우가 많아 턱 쪽에 여드름이나 뽀루지가 동반되는 경우가 많고, 생리양상이 좋지 않은 경우도 많다.

체형은 가슴부위가 잘 발달되어 어깨가 넓거나 떡 벌어진 느낌을 주는 반면 엉덩이가 빈약한 경우가 많다. 따라서 상승지기가 많아서 얼굴에 상열감이나 발적감이 쉽게 나타날 수 있어 안면홍조환자 중 수적으로 가장 많은 체질에 속한다. 민감성 피부나 피부묘기증, 알레르기증상, 여드름이 동반되는 경우도 많다.

소양인은 열정적이고 솔직담백하고, 감정표현을 솔직하게 하고 그 자리에서 풀어버리는 성격상의 특징을 가진다. 그렇지만 너무 급하거나 직선적으로 표현하는 관계로 상대방의 마음을 상하게 하며, 이를 스스로 곧바로 후회하는 등의 감정의 변화가 심한 면이 있다. 특히 본인의 일이 아닌 사회적인 일이나 다른 사람의 일에 있어서도 분별지심이 많아 분노나 짜증을 잘 내는 경우가 많다. 이것은 곧 상부열감과 홍조로 연결되는 측면이 많다.

소양인들은 이러한 성격적인 부분과 체질로 인해 상대적으로 열이 많기 때문에 약화된 신기능이나 음혈을 보강하면서 청열(淸熱, 차고 서늘한 성질의 약을 써서 열증熱症을 제거하는 일)시키는 약재를 써야 하는 경우가 많고, 피부를 식혀 주는 진정팩을 사용하는 것이 좋다. 또한 매운 음식이나 열성 음식들은 피하고 채소류나 해산물 등으로 위장의 부담을 덜어주는 것이 좋으며, 식사를 규칙적으로 적당량을 유지하는 것이 중요하다. 특히 감정 변화가 심한 부분이나 화나 분노를 잘 다스려야 홍조로부터 벗어날 수 있다.

태음인

태음인들은 의학적으로 '간대폐소肝大肺小'라고 하여 간의 흡수기능이 강하고 폐의 발산기운이 부족하여 기운이 잘 뭉치고 노폐물이 원활하게 처리되지 않는 경우가 많다.

또한 피부층이 두껍고 각질층이 많은 편으로 피부가 탁해 보이거나 검붉게 착색되어 보이는 경우가 많다. 노폐물 처리가 원활하게 되지 않게 되면 지루성 피부염이나 화농성 여드름 등의 염증성 피부질환을 동반하는 홍조환자들이 많은 것이 특징이다. 특히 술을 자주 마시거나 운동을 하지 않는 경우 혈액순환이 원활하지 않게 되면서 한방에서 '어혈'이라고 하는 체내 뭉쳐있는 혈액이 혈관상태나 혈액상태를 깨끗하지 못하게 해 고지혈증이나 고혈압이 있는 경우도 많은 편이다.

태음인들은 몸속의 습의 기운이 많이 형성되어 있는 경우에 상하 소통이 잘 되지 않을 수 있다. 때문에 몸 위로는 열이 많아지면서 배꼽 아래쪽은 찬 상열하한증이 생기게 되고 얼굴 쪽으로 열이 몰리게 되면서 홍조양상이 생기는 경우가 많다.

태음인은 사회생활을 하는데 있어서는 가장 적응을 잘하는 체질로 무슨 일이든 꾸준하게 하고, 일정한 곳에서 오래 참고 견디는데 능하며, 행동이 점잖고 의젓하며, 속마음을 쉽게 표현하지 않는 반면, 겁이 많아서 일을 하기 전에 포기하고, 게으른 면이 있고, 많이 움직이려 하지 않으며, 개인적인 일에 관심은 많으나 외부의 일은 등한시하고, 보수적이고 욕심이 많으며, 자기 것에 대한 애착이 강하며, 움직이거나 운동하기를 싫어하는 경우가 많다.

태음인 홍조환자의 경우 스트레스를 받아도 겉으로 내색을 못하고 속으로 쌓아두다가 속에 화가 생기는 경우가 많고, 겉으로는 점잖아 보이지만 속으로는 겁이 많고 생각이 많으며 긴장을 많이 하는 경우가 종종 있다.

태음인들은 열독을 해소하기 위해서는 가급적 몸을 움직이거나 운동을 가볍게 하여 땀을 내는 것이 좋다. 노폐물이 쌓이기 쉬운 기름진 음식이나 인스턴트 음식, 폭식 등을 삼가고 규칙적인 배변 습관을 갖게 되면 홍조를 줄이는데 도움이 된다. 특히 태음인들은 본인의 속마음을 표현하는 자기만의 방법을 개발해내고, 욕심이나 애착을 버리는 것이 무엇보다도 중요하다.

소음인

소음인들은 의학적으로 '신대비소腎大脾小'라고 하여 비위기능이 약해 소화가 잘 안되어 가스가 잘 차거나 체하는 경우가 많으며, 손발이 차고 몸의 열의 불균형 정도가 심한 편이다.

소음인들은 대표적으로 몸이 찬 체질이라고 볼 수 있어 한의학에서 말하는 허열이 얼굴로 오르거나 전체적으로 인체의 상하 기혈순환이 잘되지 않기 때문에 상부에만 열이 집중되고, 복부와 손발은 많이 찬 경우가 많으며, 여성의 경우 복부와 자궁 쪽이 냉해지면서 냉대하가 심해지거나 생리통, 월경불순인 경우가 많다.

특히 피부가 매우 얇은 편으로 피부가 투명해서 깨끗해 보이고 피부가 좋다는 얘기를 들었던 경우가 많지만 위로 열이 뜨게 되면 피부가 얇은 만큼 홍조의 정도가 심하게 나타나는 경향이 많고, 좁쌀여드름 등의 작은 뽀루지나 트러블이 많이 생기는 체질이기도 하다.

소음인은 모든 일에 정확하고 예의에 벗어나는 일을 하지 않는 원칙론적인 성격을 가진 체질로 매사에 치밀하고 꼼꼼하고, 단정하고 야무지며, 가까운 사람끼리 무리를 잘 조직하고 모으며, 모든 일을 세밀하게 분별해낸다. 내성적이고, 여성적인 면이 많고, 온순하고, 다정다감하여 매우 예민하고, 상처를 잘 받는 체질이기도 하다. 따라서 매사를 너무 정확하게 하려다 보니 마음이 편할 날이 없으며,

한 번 상처를 받거나 기분 나쁜 일이 잘 잊혀 지지 않아 정신적 스트레스를 많이 받으며, 질투심이나 시기심이 많다.

소음인은 기본적으로 소화기가 차고 약하기 때문에 편식, 단 음식, 기름진 음식, 밀가루 음식, 냉한 음식을 피하는 것이 좋고, 전체적인 순환을 개선시키면서 하복부와 중심부의 기운을 따뜻한 약재로 풀어주면서 동시에 상부의 열을 다스려야 한다. 특히, 스트레스에 취약하고 잡생각이나 잔걱정이 많은 체질이기 때문에 평소 일상생활 속에서 스트레스 관리를 하는 것이 홍조를 관리하는데 있어 매우 중요하다고 볼 수 있다.

태양인

태양인은 의학적으로 '폐대간소肺大肝小'한 체질로 그 수가 매우 적은 체질로 알려져 있다. 태양인의 경우 간의 기운이 약한데 과음, 과로, 수면부족, 스트레스나 화로 인해 간 기능이 취약해지면서 간열이 발생되는 홍조양상이 대부분이다.

태양인은 보통 사람이 생각하는 것을 뛰어넘는 비범한 사람이 많아서 소통성이 있고, 무슨 일이나 막힘없이 시원스럽게 처리하고, 처음 만난 사람도 쉽게 사귀는데 능하며, 무슨 일이든 마음에 품지 않고 부담 없이 생각하고, 남성적인 면이 많고 여성적인 면이 적으며, 항상 나가려고 하며 물러서려고 하지 않으려는 강력한 추진력을 가진 초능력적인 면이 있다.

　반면에 앞뒤를 생각하지 않고 거침없이 행동하고, 급진적이고 함부로 행동하며, 영웅심이 많고, 남을 무시하는 안하무인격인 경향이 있으며, 방종하고 제멋대로 행동하는 면이 있다고 알려져 있다.

　태양인은 육식보다는 해물류나 채소가 좋고, 항상 행동이 앞서가고 제멋대로인 부분을 절제할 수 있도록 평소 마음관리를 잘하는 것이 홍조를 관리하는 데 도움이 된다.

2장
홍조는 왜 생 길까?

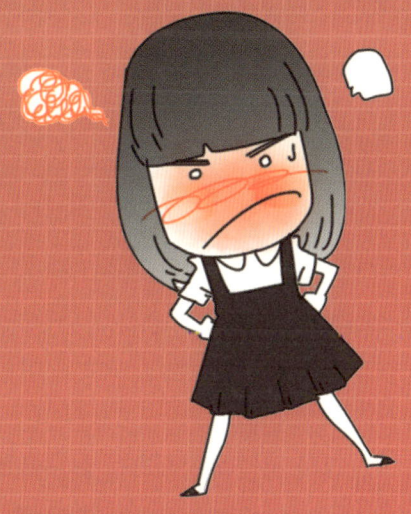

홍조의 일반적인 원인들

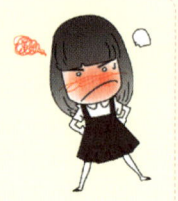

____ 감정 변화나 스트레스

대뇌피질의 시상하부는 신체기능을 일정하게 유지시키는 기능을 총괄하고 있는데 이는 항상 체내의 변동을 파악하고 있으면서 환경 조건의 변동이 있으면 즉시 자율신경계, 내분비계, 면역기능을 조절하여 혈액순환, 체온, 생식, 면역, 성장, 대사 기능을 정상적으로 유지시킨다.

그런데 심리적 스트레스 자극에 의한 감정변화가 오래 지속되거나 발산되지 않고 마음속에 억눌려 있으면 대뇌피질 시상하부의 자율신경 중추를 자극하게 되어 전신의 교감신경이 과도한 긴장을 일으키게 된다.

사람의 뇌는 독자적으로 혈류를 조절하는 기능을 갖고 있지만 스트레스 자극이 지속되어 교감신경이 과도하게 긴장되면 말초혈관의 순환장애로 이어지고, 시상하부의 일정한 기능 유지가 어려워져 여러 가지 병적인 증상이 나올 수 있다.

스트레스가 많거나 자율신경계가 조절력을 잃게 된 경우에는 사소한 감정변화들, 긴장감, 짜증, 불안감으로도 교감신경계가 자극을 받아 혈관이 확장되면서 안면홍조증상이 나타날 수 있다. 이런 경우 특히, 홍조양상과 더불어 심계, 수족다한증, 불면증과 같이 자율신경의 불균형과 관련 있는 증상들과 동반되기 쉽다. 예민하거나 스트레스가 많은 10대, 20대들이 이에 해당되는 경우가 많으며, 최근에는 이런 원인으로 홍조가 나타나서 병원을 찾는 경우가 가장 많다.

호르몬 변화에 의한 갱년기증후군

갱년기 여성 75%가 겪는다고 알려진 안면홍조증은 폐경 전후 약 3~4년간 나타나는 급성 증상 중 혈관운동성 장애로 80%가 2년 내에 사라지지만 5년 이상으로 지속되는 경우가 있다.

한방적인 원인으로는 신기능의 쇠퇴, 충임맥 허손, 장부경락의 영양 부족, 진음 부족으로 인한 음양의 평형실조로 보며, 열성체질이거나 스트레스가 쌓여 화병이 있거나 감정변화가 있을 때는 더욱 심해질 수 있다.

    40~50대들이 이에 해당되는 경우가 많으며, 요즘에는 조기폐경 환자들이 늘어나는 추세여서 30대에도 간혹 이런 문제로 인한 홍조로 내원하기도 한다.

____ 피부에 노폐물이 쌓인 경우

위장관 문제나 독소로 인해 피부의 노폐물 처리시스템이 원활하지 않아 열독으로 인해 홍조가 발생되는 경우로, 이러한 홍조의 경우는 각질로 인해 피부가 두꺼워지고 피부트러블이 동반되는 경우가 많다.

    원래 소화기와 폐기능이 약하여 피부로 잘 나타나는 체질이거나 식사, 수면, 생활습관이 불규칙한 경우, 기름진 음식이나 인스턴트 식품, 술 등 독소를 쌓이게 하는 음식을 많이 섭취하는 경우가 이에 해당되는 때가 많다.

    바쁜 직장생활이나 불규칙한 습관들이나 음식섭취로 인해 본인의 몸 관리에 소홀하게 되는 20~30대가 가장 많은 편이다.

____ 뜨겁고 매운 음식이나 술로 인한 경우

우리나라는 유난히 국물 음식이나 자극적인 음식이 많은데 뜨겁고 매운 음식, 호두, 치즈, 초콜릿 등은 교감신경을 자극하여 혈관확장을 유발하여 안면홍조 현상을 쉽게 일으킬 수 있다.

식사 시에 뜨겁거나 매운 음식만 먹어도 열이 오르고 땀이 난다는 이들이 이 경우에 해당된다. 한국은 음주율이 세계 상위권에 들 만큼 술자리 횟수가 많은 편인데, 특히 알코올 분해효소가 부족하여 술을 잘 마시지 못하는 경우나 자주 술을 마시거나 과음을 하여 간 해독력이 떨어진 경우에는 약간의 음주에도 안면홍조 현상이 나타날 수 있다.

한방에서는 특정 음식이나 술로 인해 위열, 간열이 발생되어 홍조양상이 나타난다고 보고 있다.

___ 고온의 환경에 지속적으로 노출되는 경우

사우나, 찜질방, 화학공장 등 밀폐된 고온의 환경에 지속적으로 노출되는 경우 혈관이 확장된 상태에서 조절력을 잃게 되어 안면홍조 현상을 야기할 수 있다. 혈관확장이 심해지면 조금만 밀폐되고 온도가 높은 환경에 있어도 홍조양상이 쉽게 나타날 수 있다. 이런 환경을 피하지 않는 한 홍조양상은 지속되는 것이다.

따라서 환경이 홍조에 영향을 끼치는 경우라면, 일시적으로 오르는 홍조양상보다는 모세혈관확장으로 인해 지속적인 홍조양상으로 발전될 소지가 많기 때문에 이러한 환경자체를 피하는 것이 가장 중요하다.

직업적으로 고온의 환경에 노출된 경우나 사우나를 좋아하는 이들에게 많이 나타나는 편이다.

____ 추위에 민감해진 경우

추위에 노출되면 일시적으로는 혈관이 축소되지만 인체 내에서는 보상기전으로 열을 발생하기 위해서 혈관을 확장한다. 그런데 이때 갑자기 따뜻한 곳에 가면 더욱 혈관이 확장되면서 안면홍조 현상을 일으킬 수 있다. 특히 피부가 얇거나 혈관이 약한데 추위에 지속적으로 노출되면 그 상태가 더욱 심하게 나타날 수 있으며, 심한 경우는 동상에 걸렸다가 이후에 홍조양상으로 발전되는 경우도 있다.

야외에서 주로 일을 하거나, 등산을 자주 가거나, 실내외의 온도차가 클수록 더욱 심해지기 때문에 추위에 노출되는 경우에는 얼굴에 마스크를 쓰거나 실내온도를 외부와 적절한 차를 두고 맞추는 것 등의 작은 실천이 홍조에 도움이 된다.

____ 혈관 확장제를 복용하는 경우

고혈압 약(니페디핀, 베라파밀), 심장병 약(니트로글리세린), 고지혈증 약, 결핵 약(리팜핀)등 대표적인 혈관확장제를 복용하는 경우 안면홍조증이 더 잘 일어날 수 있으며, 약 복용을 중지하면 증상은 호전되거나 소실될 수 있다. 하지만 반드시 약을 먹어야 하는 경우에는 치료가 쉽지 않은 데다, 치료 시에도 호전이 지연되는 경우가 많다.

____ 질환으로 인한 경우

카시노이드 증후군, 당뇨병, 비만세포증, 췌장, 신장 또는 부신 종양, 한랭 민감증, 알레르기성 피부질환인 경우 홍조증이 나타날 수 있다. 이 경우 해당 질환에 대한 내과적 진단과 치료가 같이 이루어져야 한다.

____ 스테로이드 연고와 피부레이저의 오남용

스테로이드제 연고나 피부레이저 시술 등을 남용하거나, 잘못 시술 받아 피부가 얇아지면서 홍조증상이 생긴 경우가 최근 들어 많이 늘어나고 있는 추세다.

　좋은 피부와 동안이 되고자, 혹은 여드름이나 피부의 잡티제거, 기미, 주근깨, 미백시술을 위해 스테로이드제가 함유된 연고를 자주 바르거나 레이저 시술을 받는 일부에서 나타난다. 본래 피부가 예민하거나 얇은 경우에 그 부작용으로 나타나는 경우가 많다. 따라서 피부가 얇은 사람이라면 치료용 연고나 레이저요법 선택 시 더욱 신중해져야 한다.

홍조의 한방적인 원인들

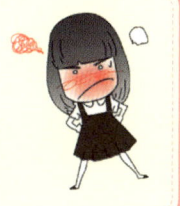

___ **심화**

심장기능이 약한 체질로, 지속적으로 스트레스를 받거나 크게 놀라거나 안 좋은 일을 경험한 뒤로 심장에 화기가 발생되어 자율신경의 균형이 무너져 교감신경이 쉽게 항진되는 양상을 보이는 상태를 말한다.

대부분 예민하거나 소심하고 생각이 많은 편으로 잘 놀라거나 심계증상이 동반되는 경우가 많다.

___ **간울 및 간화**

지속적으로 과음이나 과로 상태에 놓였거나, 낮밤이 바뀐 수면패턴을 오래 지녔거나, 스트레스를 극심하게 받은 경우에 간기가 울결

되고 이로 인해 간화가 발생된 경우에 해당된다.

　짜증이나 분노 상태에 쉽게 이르고 기운이 막혀서 소통이 안 되는 증상들이 생기고, 특히 술을 조금이라도 마시면 얼굴이 심하게 붉어지는 경우가 많고, 만성피로감을 호소한다.

___ 중초울화

소화기가 약한 체질로, 중초기운이 막혀서 이것이 오래되면 여기서 화가 발생한다. 이로 인해 소화가 잘 되지 않기 때문에 속이 더부룩하거나 가스가 잘 차게 된다.

　소화가 안 되거나, 혹은 조금이라도 맵거나 뜨거운 음식을 먹을 때 특히 홍조가 심하게 나타나는 증상을 보인다.

___ 습담열

몸에 노폐물이 잘 생기는 체질로, 몸 속 체액성분이 깨끗하지 않은 상태를 말한다. 한방에서는 '습담'이라고 표현하는 수습정체물이 몸에 많이 쌓여서 이로 인해 열이 생기는 상태다. 평소에 운동을 잘 안 하는 경우가 많고, 인스턴트 음식이나 기름진 음식을 많이 섭취해 잘 붓고, 저리고, 몸이 무겁고, 피로한 증상을 느끼기 쉬우며, 눈 밑 다크써클이 심한 경우가 많다.

___ 어혈

혈액순환의 흐름이나 성분이 좋지 않거나 원활하지 않은 상태로, 한방에서는 '어혈'이라고 하는 혈액의 노폐물로 인해서 순환이 안 되어 열이 한쪽으로 몰리는 경우를 말한다. 입술이나 혀의 빛깔이 자주색이나 검붉은 색을 띠게 되고 저림, 통증, 수족냉증 등의 증상들이 같이 나타나는 경우가 많다.

홍조가 나타나는 기전들

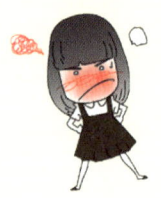

　일반적으로 나타나는 발열기전은 기초체온이 변하면서 이로 인해 혈관반응을 보상적으로 자극시키게 되어 말초혈관의 흐름과 심박동수가 증가되고 피부전류저항이 낮아지는 것이 원인으로 발생한다고 알려져 있다.

　하지만 홍조는 일반 발열기전과는 다르게 반응한다고 알려져 있으며, 지금까지 정확한 기전이 확정되지는 않았지만 다수의 실험과 임상시험에 근거하여 가설이 거론되는 상태이다.

　한방에서는 홍조의 경우 스트레스나 음식, 체질, 불규칙한 습관 등이 원인으로 특정 장부의 열이 지속적으로 위로 뜨거나, 속은 냉하지만 피부나 상체부위로는 열이 뜨는 상열하한증을 가지게 되는 경우, 혹은 특정장부기능이 막혀서 상하로 열감이 조절되지 않을 때 위로 열이 뜨면서 홍조가 유발될 수 있다고 본다.

____ 시상하부 시스템의 장애

대뇌의 시상하부에서는 체온조절을 하는 중심적인 역할을 하는데, 시상하부의 열조절과 관련된 시스템의 장애로 인해 체온 조절 기능에 문제가 생겨 이로 인해 인체 중심부 체온이 상대적으로 하강하고, 피부의 온도는 상대적으로 상승하면서 발생한다고 보는 설이다.

이는 한방에서 말하는 상열하한증으로, 상체피부는 열이 나는데 손발과 복부는 찬 증상과 같이 체질적으로는 냉한데 홍조가 나타나는 경우에 설명될 수 있는 가설이다.

____ 호르몬 혈중농도의 변화

에스트로겐을 비롯한 성호르몬, 성선자극호르몬, 신경전달 물질의 혈중농도의 변화로 인해 체온조절 기능에 문제가 생겼거나 이차적으로 이러한 부분이 말초신경 및 뇌신경계 신경전달물질을 교란시켜 열조절의 기능이 원활하지 않게 된 경우를 말한다.

특히 성호르몬 등이 저하되는 갱년기 시기나 신기능의 저하로 인한 홍조를 설명할 때 거론되는 대표적인 가설이다.

——— 신경전달물질의 분비저하

혈관수축에 관여하는 신경전달물질인 세로토닌이라는 물질의 작용저하로 인해 혈관이 확장되어 홍조가 유발된다는 설이다. 이는 혈관이 선천적으로 약하거나, 쉽게 확장되거나, 지속적으로 모세혈관이 확장된 경우에 거론될 수 있는 가설이다.

3장

홍조, 정말 치료가 되나요?

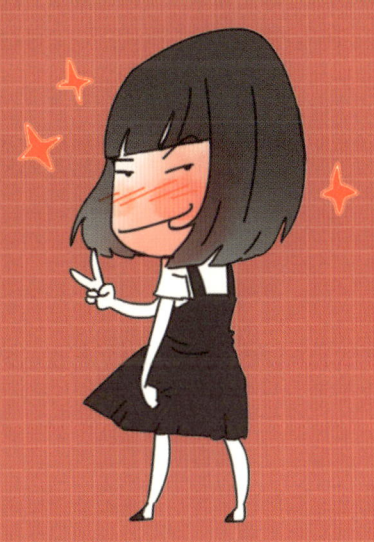

양방적 치료법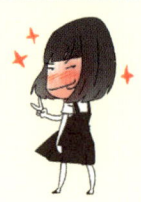

　현대의학에서 행하는 안면홍조치료법에는 여러 가지가 있는데, 내분비 질환이 있는 경우는 해당 질환에 대한 치료가 선행되며, 정서적으로 과도하게 자극을 받는 감정홍조의 경우 신경정신과에서 주로 베타 차단제, 선택적 알파-2 길항제, 신경안정제, 인지행동치료, 심리상담치료 등을 통해서 조절하게 된다.

　피부과에서는 주로 안면주사나 모세혈관확장이 동반된 홍조를 주로 치료하는데, 늘어난 혈관과 함께 피부 속 염증을 가라앉히는 먹는 약과 바르는 약을 사용하는 치료법과 교감신경 차단술, 늘어난 혈관을 파괴하거나 축소시키는 레이저 시술로 홍조를 조절하게 된다. 또한 폐경에 의한 홍조증의 경우 산부인과나 내과에서 호르몬 요법을 주로 사용하는 경우가 많다.

약물요법

안면홍조 특히 감정이나 온도홍조를 가진 이들에게 많이 처방되는 베타차단제는 안면홍조 발생 시 베타-1 수용체를 억제하여 심계항진을 막고, 베타-2 수용체를 억제하여 혈관확장을 막아 얼굴과 목에 홍조와 열감을 차단함으로써 효과를 가져오는 약물이다.

교감신경 기능을 인위적으로 차단하는 효과가 있는 약물이기 때문에 심계항진이나 열감은 일시적으로 호전되는 경우가 많지만, 심장 수축력 억제 작용이 있어 심근 수축력이 떨어진 환자가 베타 차단제를 복용할 때는 심부전 증상을 악화시킬 수 있고, 심장의 전기신호에 영향을 주어 맥박이 매우 느려질 수 있다. 또한 중성지방 수치를 증가시킬 수 있고 지나친 혈압 강하, 말초 혈관 순환 장애, 불면증, 피로감, 운동 능력 감소, 기관지 천식 악화, 저혈당, 발기 부전, 권태감, 우울증 등 부작용을 동반할 수 있기 때문에 이러한 부작용이 나타나게 되면 반드시 처방의사와 상의해야 한다.

선택적 알파-2 길항제는 항고혈압 제재로 사용되는 약물이나 혈관에 있는 후접합 알파-2 수용체에 작용하여 혈관 수축을 유도하여 안면홍조를 줄이는 약물로, 불안장애를 같이 동반한 환자들의 교감신경의 항진으로 인해 나타나는 증상을 완화할 수 있다. 그러나 안면홍조 자체에 대한 장기적인 치료 효과는 잘 알려져 있지 않다.

신경정신과에서 가장 많이 처방되는 신경안정제는 중추신경계를 억제해서 긴장감과 불안감을 감소시키고, 골격근을 이완시키는 약물로 졸음을 유발하여 수면유도제로 사용하기도 한다. 홍조와 불면증을 동반하고 긴장감과 불안감 시에 나타나는 감정홍조에 효과가 있다. 현재는 벤조디아제핀계Benzodiazepines 약물이 신경안정제로 사용되고 있는데, 주요 약물로는 리르리움, 모든 수면제, 자낙스 등이 있다.

그렇지만 이러한 신경안정제는 장기간 복용할 경우 내성 및 정신적, 신체적 의존을 유발하게 되며, 중독이 되면 타는 듯한 기분, 시야의 일그러짐, 두통과 같은 금단증상이 생길 수도 있다. 약을 장기간 복용하면 뇌가 수축하는 일이 생길 수도 있다고 경고하고 있으니 장기복용은 금물이다.

안면주사나 여드름양상의 홍조증상처럼 염증이 심한 경우 국소적으로 염증을 줄이기 위한 소염제, 항생제, 스테로이드제 처방이 이뤄지기도 하고 연고요법과 같이 병행 처방되는 경우가 많다. 일시적으로 단번에 효과가 나타나기는 하지만, 만성화되면 호전과 후퇴가 반복되면서 더욱 악화되어 보다 강한 약으로 대체되는 경우가 있으니 이 경우도 반드시 필요한 때에만 적절한 등급으로 처방받아야 하며, 장기복용은 금물이다.

____ 인지행동치료

인지행동치료란 약물의 도움 없이 스스로 강박증이나 두려움을 유발하는 상황, 생각, 이미지에 대한 노출과 강박적 행동에 대한 의도적 차단을 말한다.

홍조환자의 경우 홍조가 일어나는 상황에 대한 이미지, 두려움, 생각, 강박증을 극복할 수 있도록 자신의 내면에서 감정과 행동을 좌우하는 자동적 사고를 고쳐나가는 치료과정으로 심리치료의 일부다.

인지행동치료에서는 우리의 감정이나 행동이 어떤 사건이나 상황 자체가 아니라, 그것에 대한 생각(자동적 사고)과 믿음 및 행동이 주된 요인이라고 가정하기 때문에 이러한 왜곡된 생각과 행동을 구체적으로 찾아내고 현실적으로 평가해서 수정하는 것이 치료에 필수적이다.

인지치료에 있어 자동적 사고란 우리의 감정과 행동에 결정적인 영향을 미치면서도 쉽게 의식되지 않는 사고로 자동적으로 매우 신속하게 스치고 지나가는 생각이어서 찾아내기가 쉽게 않기 때문에 전문가의 도움으로 정확히 찾아내고, 이를 현실적으로 평가해보고 체계적이고 효과적인 방법으로 수정해서, 보다 합리적인 생각과 행동으로 고쳐나가는 것이다.

인지행동치료법으로 잘 알려진 것 가운데에는 긴장이완 훈련이나 체계적 둔감화법, 상호억제기법, 노출기법 및 행동조성기법 등이 효과 있는 기법으로 인정되고 있다. 인지치료기법 가운데에는 엘리스Ellis의 합리적 정서 기법을 비롯하여 벡Beck의 인지치료기법, 글래저Glaser의 현실요법이나 절충적 인지행동기법인 라자루스Lazarus의 중다양식 치료법 등이 있고, 이 밖에도 문제해결 훈련기법이나 사회적 관계개선을 위한 인간관계훈련, 스트레스 대처훈련 그리고 분노통제 프로그램 등이 모두 인지행동기법으로 발전되었다.

이러한 방법은 신경정신과에서 주로 사용하며, 감정홍조가 오래되면서 홍조에 대한 이미지에서 오는 두려움, 생각, 공포감, 강박증들이 반복적으로 특정상황에서 이차적으로 홍조를 더욱 심화시키는 경우 혹은 홍조를 유발시키는 반복적인 습관과 행동을 치료하는 데 효과적일 수 있다.

심리상담치료

감정홍조의 경우 심리적으로 위축되거나 당황하거나 긴장되거나 화가 나는 등의 특정한 심리적 상태나 자극에 의해서 수시로 나타나는 경우로, 심한 경우 우울증이나 대인공포증, 화병, 공황장애증 등을 동반하기도 한다. 심리상담치료는 이러한 경우에 같이 병행하면 홍조증상의 완화 및 심리적인 안정에 많은 도움이 될 수 있다.

현재 심리상담치료에는 정서적 지지, 설득, 조건 형성 절차, 이완 훈련, 역할연기, 약물치료, 바이오피드백, 집단치료 등 여러 가지가 있지만 크게 세 가지로 구분할 수 있는데 통찰치료, 행동치료, 생물의학적치료가 그것이다.

통찰치료는 프로이드의 정신분석적 전통에서 비롯된 방법으로, 일반인들이 심리치료라고 하면 보통 이 접근을 생각한다. 통찰치료에서 환자는 치료자와 장시간에 걸친 언어적 상호작용을 통해 자신의 문제에 대한 이해를 증가시킴으로써 해결책을 찾고 치료 관계를 지속시킨다. 대표적인 방법이 정신분석, 내담자(환자)중심치료, 인지치료 및 집단치료이다.

행동치료는 학습 원리에 근거를 두고 있으며, 문제 반응과 부정적 습관을 직접 고쳐주려는 행동 변화를 시도하는 것으로 인지행동치료로 앞서 설명했다.

생물의학적치료는 심리 장애와 관련 있는 증상을 감소시키기 위해 생리학적 개입방법을 적용하는 것으로써 개인의 생물학적 과정에 직접적인 영향을 주는 치료로, 가장 널리 사용하는 치료 절차는 약물치료와 전기충격치료로 정신과의사들만이 할 수 있다.

이외의 심리치료의 세부적으로는 놀이치료, 미술치료, 음악치료, 독서치료, 연극치료 등이 있다.

레이저 시술

레이저의 종류로는 V-VIM, 브이빔 퍼펙타 등과 같은 혈관 전문 레이저와 루메니스원, 젠틀맥스, PPx 등을 병행하여 치료하는 경우가 많고, 레이저 종류는 이외에도 매우 다양하며 계속 업그레이드되고 있다.

레이저의 치료원리는 레이저로 혈관에 자극을 가하거나 확장된 혈관을 끊음으로써 축소시키는 것이다. 대개 피부가 건강한 편이고 두꺼운 편이거나 모세혈관이 쉽게 확장되거나 지속적으로 확장되어 평상홍조가 나타나는 경우와 온도홍조에 효과를 볼 수 있지만 감정홍조의 경우에는 반응이 거의 없다.

또한 레이저치료는 대체로 일정부분 피부에 자극이 되는데, 특히 피부가 얇거나 민감한 이들에게는 부작용이 나타나는 때가 종종 있다. 홍조치료의 경우도 마찬가지다. 홍조를 없애는 혈관 레이저 자체가 또 다른 자극이 되어 모세혈관확장을 일으킬 수 있다. 레이저 후 장기간 색소나 줄 모양의 흉터가 남거나 피부가 거칠어지고, 더 붉어지고 건조해져서 잔주름이 늘어났다거나, 레이저를 많이 해서 급작스러운 모공 수축 때문에 여드름이 더 올라왔다는 경우가 있다.

따라서 본인이 홍조환자라면 다른 레이저 시술을 받을 때에도 반드시 전문가의 상담과 조언을 얻은 뒤에 결정하여야 하며, 홍조치료 시에도 효과를 볼 수 있는 유형인지에 대한 상담을 충분히 받은 뒤에 결정하는 것이 중요하다.

____ 교감신경차단술

교감신경차단술은 홍조, 다한증과 같은 자율신경계 질환과 혈관계통 질환 및 교감신경의존 통증에 있어 진단적 차단에서 치료적 차단까지 광범위하게 이용될 수 있는 시술이다.

교감신경차단술은 홍조, 다한증, 팔의 혈행장애, 대상포진 및 대상포진 후 신경통, 복합부위통증증후군CRPS, 근골격계 통증질환, 폐암이나 악성 종양의 가슴 안 전이에 의한 통증과 원인 불명의 가슴등통증 등의 치료를 위해 사용된다.

홍조치료에 있어서는 특히 다한증과 더불어 나타나는 홍조의 경우 열과 땀을 조절하는 교감신경의 과잉반응으로 발생되는 경우에 시술하게 되며, 특히 감정홍조로 안정 시에는 증상이 없다가 긴장만 하면 이때부터 열이 오르고 특히 손바닥과 발바닥에 심한 발한이 있는 경우에 치료방법으로 쓰이고 있다.

시술방법은 국소마취 후 교감신경을 찾아서 교감신경차단제 Alcohol를 주입하여 교감신경을 차단한다. 효과는 5분 이내에 나타나며 증상의 감소나 소실을 확인하여 시술의 성공 여부를 확인한다.

하지만 시술 후에 오히려 다른 부위에서 땀 분비량이 많아지거나 홍조양상이 여전히 나타날 수 있으며 시술합병증으로 교감신경에 장애가 일어날 수 있기 때문에 신중하게 결정해야 한다. 일반적이기 보다는 드물게 쓰이는 치료방법이라 볼 수 있다.

호르몬 요법

갱년기홍조에 있어서는 여성호르몬을 일정이상 수준을 유지시키는 호르몬 요법을 갱년기증상과 더불어 홍조증상 완화에 많이 사용한다.

많은 경우 호르몬요법을 통해서 증상이 빠르게 완화되기는 하지만 호르몬 요법을 지속적으로 하다가 끊는 경우 리바운드 현상으로 인해 증상이 더욱 악화될 수 있으며, 장기간의 호르몬 요법은 유방암의 발병률 증가 가능, 인지기능 악화, 치매 발생 증가, 요실금 발생과 양상이 심화될 수 있는 위험이 밝혀져 반드시 필요한 경우에만 쓰도록 권고하고 있는 추세다.

한방에서의 치료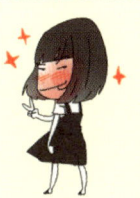

　양방에서 하는 홍조치료는 앞에서 살펴보았듯이 각 분야별로 나뉘어 있어 자신에게 정말 잘 맞는 치료법을 찾는 것이 중요하다. 그러나 전체를 통찰하는 큰 안목으로의 접근이 힘들고 홍조를 피부적인 문제, 심리적인 문제로만 보고 일부만 개선하는 치료를 한다는 것이 치료율에서나 재발률에 있어서 한계점을 가질 수밖에 없다.

　홍조는 내·외부, 심리적, 피부적인 문제가 동시에 있는 경우가 대부분이기 때문에 치료를 할 때에도 전체적인 관점에서 다스려야 치료가 될 수 있고 재발률을 낮출 수 있다. 그렇기 때문에 한방치료요법이 치료율이나 재발률에 있어 더욱 효과적인 경우가 많다.

한약 요법

안면홍조의 경우 내부 원인을 조절해야만 근본치료를 할 수 있기 때문에 피부자체만 치료한다고 되는 것이 아니다. 병증에 따라 원인이 다르므로 원인별 맞춤치료가 치료율을 더욱 높일 수 있다. 실제로 환자를 치료하는 임상치료에 있어 한약이 차지하는 비중이 가장 큰 경우가 많고, 내원이 힘든 경우에는 한약만으로 치료하는 경우도 있다.

편의적으로 한약의 처방을 나누었지만 한방의 가장 큰 강점은 개인의 상태나 체질에 맞춰 한약을 처방할 수 있다는 점으로, 실제 치료 상황에서는 환자에 따라 다르게 처방된다.

- 상열하한홍조방 : 상열하한으로 상체부위에 열이 몰려 있고 복부, 상지, 하지 등 하부는 오히려 찬 상태로 한열이 불균형한 상태를 균형 있게 조화를 맞추도록 하여 위의 열이 내려오고 내부의 중심부, 말초부위에는 열이 가도록 하는 처방.
- 습열홍조방·지루홍조방 : 내부의 습열이 많은 열성체질 중에 홍조가 생겼거나, 지루성 피부염이 같이 병발된 경우 내부 습열을 해소시키면서 염증을 소실시키도록 하는 처방.
- 감정홍조방 : 감정상태에 의해 수시로 홍조가 발생되는 타입으로 간화나 심

화가 발생하는 경우가 많고, 스트레스와 긴장감을 풀어주고 간 기능과 심 기능을 회복시키면서 동시에 간화 및 심화를 완화시킬 수 있는 처방.

- 갱년기홍조방 : 호르몬의 저하와 한방적으로 음허·양허·음양허로 인해 지속적으로 허열이 뜨는 경우 보음·보양·보음양 시키면서 허열을 해소할 수 있는 처방.

____ 침구치료

한열의 불균형을 조절하는 침치료로, 전체적인 열의 균형을 맞추어주고 해당경락의 기운을 조절하여 홍조증상 완화에 도움을 준다.

주 1~3회 시술하며, 한약과 더불어 홍조증상완화에 도움이 된다고 다수의 논문으로 이미 검증되었으며 실제로 홍조치료에 있어 침치료의 효과를 빼놓을 수 없다.

또한 다용되지는 않지만 중심부 체온이나 하복부 체온이 너무 낮은 경우에는 뜸치료나 왕뜸치료를 통해서 원기를 보강하여 한열의 불균형을 해소함으로써 홍조증상 완화에 도움을 주기도 한다.

____ 약침치료

안면홍조의 원인과 관련된 심열, 간열, 습열, 허열 등을 잡아주거나 어혈이나 습담을 제거하거나 혹은 신음이나 신양을 도울 수 있는 천연한약추출액을 약침을 이용해 해당 경혈점 피하에 집어넣어 흡수시키는 방법이다.

한약성분의 빠른 흡수로 홍조증상을 감소시키는데 도움을 주며, 일반침 치료와 병행하여 시술하여 그 효과를 높인다.

___ 특수침 요법

피부과의 레이저에 준하는 한방 요법으로 얼굴부위에 직접 침을 시술함으로써 열감을 가라앉히고 혈관과 피부를 재생하면서 확장된 모세혈관을 축소시키고 붉은기를 완화하는 침법이다. 레이저에 비해 피부의 자극정도가 극히 미미할 뿐 아니라, 재생효과는 더욱 뛰어나기 때문에 부작용이 매우 적다는 것이 장점이다. 때문에 레이저 시술이 힘든 얇은 피부, 민감성 피부를 가진 이들에게도 시술 가능하다.

얼굴부위에 침이 시술되기 때문에 이차적으로 얼굴부위의 기혈순환과 림프순환 개선으로 피부 톤이 맑아지고 모공축소, 건조감 개선의 효과까지 있다.

한방 냉미세침은 일차적으로 얼굴부위에 한방 미세침 시술로 열감을 조절하고, 이차적으로 열감을 가라앉혀주는 한약추출액 성분을 진피층까지 흡수시켜 빠른 열감의 소실효과를 나타내는 침요법으로 2주에 1회 정도 시술한다.

한방약초침은 홍조로 인해 피부각질이 두꺼워져 있거나 여드름이 많은 환자에게 시술하는 침법으로 한방약초 성분으로 된 미세침을 투입시켜 자연스럽게 각질을 벗겨내어 피부를 맑게 변화시키는 치료법이다.

정안침은 피부트러블이 있거나 모세혈관이 확장된 부위에 유침시킴으로써 여드름이나 피부 트러블을 축소시키고 피부 톤을 맑게 하면서 붉은기를 조절하는 치료법이다.

매선요법은 홍조로 인해 모공이 확장되었거나 피부노화가 빠르게 진행된 환자에게 시술하는 침법으로 침 내 약실이 피부의 콜라겐 생성촉진과 피부재생효과를 통해 피부자생력을 높여주는 치료법이다.

특수침법도 계속 발전해 수준이 높아지고 있으며 이러한 여러 가지 특수침법 중에서 환자의 피부상태나 혈관상태를 보아 치료의 횟수나 방법을 결정하게 된다.

부항요법

부항요법은 음압을 이용하여 어깨와 등 쪽에 있는 방광경락의 경혈점을 중심으로 근육을 풀어서 전체적인 기혈순환을 촉진하고 수승화강(水昇火降, 차가운 기운을 올라가게 하고 뜨거운 기운은 내려가게 해야 건강을 유지할 수 있다는 한의학 원리의 하나)이 잘 이루어지도록 하여 침효과를 증가시키는 한방치료법이다.

____ 홍조팩

홍조의 열감조절과 피부정화, 수분공급에 도움이 되는 식물성, 한약 추출성분으로 구성된 홍조팩을 홈케어로 꾸준히 사용하면 홍조 증상으로 인한 열감, 건조감, 붉은기 완화에 도움이 된다. 주 2~3회 정도 냉장고에 보관하였다가 자기 전에 사용하면 되고, 열감이 많이 오를 때나 특수침 시술 후 시원한 상태에서 사용하면 열감완화와 재생촉진에 효과가 있다.

____ 한방상담요법

감정홍조나 스트레스가 심한 경우의 홍조는 심리적인 부분을 같이 치료해야 한다. 기본적으로 호흡과 명상, 이완 요법 등을 통해 홍조의 핵심적인 원인이 되는 마음상태와 감정을 파악하고, 자각력과 관찰력을 키움으로써 스스로 감정과 긴장을 조절하고 스트레스를 극복, 관리하는데 도움이 될 수 있도록 하는 한방명상법이다.(좀 더 자세한 내용은 이후 '홍조에 좋은 명상법'에서 다룰 것이다.)

홍조에서 해방된 사람들의 이야기

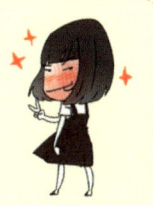

___ 스트레스 홍조

> "홍조 때문에 우울증까지 올 정도였어요"
> 62세 | 여성

  2년 이상 홍조를 넘어선 안면주사 상태로 레이저치료, 한의원치료를 수시로 하였으나 별무호전이었다. 홍조는 평생 안고 살아야 하는 질병이라는 세간의 얘기를 듣고 절망적인 마음으로 극심한 스트레스 상태였다.

  특히 홍조로 인해 사회생활이나 일상생활에도 큰 불편을 겪었고, 원래 활발했던 성격이 홍조로 인해 사람과의 접촉을 피하는 지경까지 이르렀다. 사람을 피하게 되니 그 심적 고통으로 인해 짜증과 우울감이 생긴 상태였다. 환자의 상태는 심한 안면주사로, 지속적으로 얼굴이 붉어져 있고 고름이나 종기, 열감이 심했다.

이런 어머니를 보다 못해 딸이 대신 이리저리 알아본 끝에 치료받지 않겠다는 것을 설득하여 멀리서 같이 내원했다. 딸 또한 매우 걱정스러워하며 마지막이라는 생각으로 오게 됐다고 했는데, 환자 본인은 효과에 대해 반신반의 상태였다.

기본검사와 진찰을 통해 환자는 습열형 체질에다, 살면서 받은 스트레스와 화병으로 인한 심화, 간화로 인한 주사로 판단되었다.

네 달 동안 홍조이선탕 처방과 주 2~3회의 침치료, 약침치료 1~2주에 한 번씩 안면 특수침 치료와 주 1회 한방상담을 병행하였다. 간혹 열감이 많이 올라오는 날은 한방팩을 통해서 자가 관리하게 하였다.

한 달까지는 전혀 나아지지 않다가 두 달이 넘어서면서 열감이 약간 줄어들어 사회생활을 시작하게 되었고, 치료가 진행되고 점차로 증상이 완화되면서 다시 본래의 밝은 성격을 찾을 수 있었다. 중간에 호전, 후퇴의 시기가 두 차례 있었으나 치료에 대한 믿음을 가지고 고비를 잘 이겨내며 지속적으로 치료받은 결과, 본인이 정말 새로운 인생을 사는 것 같다며 매우 만족스러워했다.

> "홍조로 탈모증상까지……"
> 34세 | 여성

특정한 상황이 아닌데도 불구하고 수시로 홍조가 나타나는 증상이 오래되어 피부관리만 받다가 근본치료가 필요하겠다고 생각해 한의원을 찾았다.

혼자 집에 있을 때도 수시로 홍조가 나타나고, 특히 대인관계 시에는 더욱 홍조의 정도나 지속시간이 심해지는 증상이 있었고 손발, 복부가 차고 가슴 열감과 두근거림이 심한 편이었으며, 장기간의 홍조로 인해 피부건조감과 각질이 심했다.

특히 최근에는 탈모증상도 있는 듯 머리를 감은 후에 머리카락이 빠지는 양이 많아졌다고 걱정했다. 홍조환자들 중에 간혹 머리 쪽으로 열감이 지속적으로 올라가면서 모발이 가늘어지고 탈모양상이 나타나는 경우가 종종 있다.

기본적인 검사와 진찰을 통해서 상열하한증으로 인해 위로만 열이 몰려있고, 아래와 말단부위는 찬 상태로 한열의 균형이 깨진 상태였다는 걸 알 수 있었다. 또한 심혈허로 인한 심화가 동시에 있는 것으로 판단하였다.

네 달 간의 치료기간 동안 상열하한홍조탕을 세 달 복용하였고 주

2회 침치료, 약침치료와 주 1회 한방상담을 병행하였다.

한 달이 지나면서부터 먼저 손발과 복부가 따뜻해지기 시작했고, 홍조의 횟수와 열감, 가슴부위 열감과 두근거림 등이 호전되면서 건조감과 각질이 같이 완화되었다.

치료결과 상열하한으로 인한 한열불균형의 균형이 맞춰지면서 동반되는 수족, 복부냉증이 같이 호전되었고, 두피열감으로 인한 탈모증상과 두근거림이 없어졌으며, 피부상태가 전반적으로 좋아져서 매우 만족한 상태로 치료를 종료하였다.

> "아토피가 부른 홍조, 치료 완료!"
> 25세 | 여성

중학교 때 아토피가 심했다가 20세 무렵 호전되고 나서 홍조가 생긴 상태로, 홍조는 치료가 안 되는 것으로 생각했다. 그런 상태로 지내나 한의원을 찾은 경우로 5·6년 전부터 홍조가 나타나기 시작하여 긴장 시, 매운 음식을 먹을 때나 더울 때, 스트레스를 받을 때 등 수시로 얼굴이 붉어져서 한 시간 정도 지속되는 상태가 자주 있었다. 물론 평상시에도 얼굴에 붉은기가 돌고, 이로 인해 얼굴의 건조감이 심하게 나타난 상태였고, 소화기 상태도 좋지 않았다.

근력 운동과 유산소 운동을 오랫동안 병행하였는데 땀이 별로 나지 않고 얼굴만 달아오른다고 말했다. 홍조환자들 중에 이러한 경우가 상당하다.

검사와 진찰을 통해서 원래 열성체질에다가 특히 폐와 위쪽에 열이 많은 편이고, 얼굴피부의 표피가 얇아 열로 인해 혈관확장이 잘 보이는 상태로 체질을 개선하는 한약과 일반침치료와 동시에 평소에도 붉은기가 많은 편이라 특수침법도 같이 병행하였다.

두 달 반 동안 체질홍조탕을 복용하였고, 한 달에 주 1~2회 침치료와 약침치료 및 주 1회 한방상담, 특수침법 중 냉미세침 4회, 정안침 4회 치료받았다.

약 복용 이후 보름이 지나면서부터 수시로 오르는 양상이 덜해지고 건조감과 땀의 양상이 줄어들고 상체부위에서 느껴지는 열감이 줄어들면서 홍조의 정도가 개선되기 시작하였다.

치료결과 홍조로 인한 건조감과 평소 붉은기가 개선되었고, 홍조양상과 열감이 많이 줄어들어 고온에서만 약간 올라오다가 금방 내려가는 상태가 되었고, 학업 상 제때 진료 받기 힘들어 했으나, 대인관계나 사회생활에 지장을 받지 않는 정도로 호전되어 종료하였다.

"수험 스트레스가 원인이 된 극심한 홍조"
17세 | 여성

우등생인 환자는 10개월 전부터 학업성적으로 스트레스를 많이 받았다고 했다. 또한 겨울철 교실에서 히터를 계속 틀어댄 이후로 홍조가 나타나기 시작하여 6개월 전부터는 지속적으로 홍조가 나타나고 있는 상태였다. 피부과에서 연고요법 및 레이저 시술, 한의원 치료를 받았지만 효과가 없어 내원했다.

지속적인 홍조가 있는 상태로, 열감이 심하여 건조감과 가려움증 및 따가운 증상이 있었고 진물이 나기도 하는 등 얼핏 보기에도 홍조가 매우 심한 상태였다. 하루에 6~7차례 정도 고온이나 감정에 의해서 홍조가 심하게 올라오는 양상을 호소했다. 이 외에 피로감, 순환장애, 부종, 손발과 복부가 차고 소화기능 장애 등으로 힘들어 했으며, 감정홍조 시 심장 두근거림과 상체부위와 얼굴에 식은땀도 동반되는 상태였다.

검사와 진찰결과 원래 심장기능이 약했으며, 스트레스를 지속적으로 받은 후로 심과 간에 화가 생기고, 이로 인해 자율신경이 불균형해지면서 상열하한증이 온 상태로, 소화기와 전반적인 기혈순환에까지 영향을 끼쳐 홍조양상이 나타났다. 또한 얼굴에 열감이 심하여 모세혈관이 일부 확장되었고, 이차적으로 진물과 가려움증, 따가움증이 동반된 상태로 판단하였다.

네 달 간 감정홍조탕, 주 1~2회 침치료와 약침치료 및 한방상담을 병행하였고 냉미세침을 4회 시술받았다. 약 복용 이후 보름까지는 수포와 진물이 더 나오고 이것이 말라서 딱지를 형성하고 얼굴이 붓다가 차차 가라앉으면서 열감이 오르는 정도나 횟수가 줄어들기 시작했다. 쓰라림, 소양감, 각질 등도 같이 점차로 호전되어 나갔으며 소화상태, 피로감, 심계, 발한증상들이 홍조상태와 같이 좋아지기 시작하였다.

치료결과 평소 홍조양상과 돌발적인 열감과 함께 동반된 홍조, 소화상태, 열감으로 동반된 증상들이 거의 소실되었다. 열감과 홍조양상이 거의 나타나지 않고 간혹 감정홍조 부분만 남은 상태로, 앞으로도 스트레스 관리를 잘 하기로 약속하고 치료를 종료하였다.

갱년기홍조

"홍조치료로 갱년기증후군까지 사라졌어요!"
51세 | 여성

갱년기증상으로 인한 안면홍조와 갱년기증후군으로 1년 정도 고생했는데 일상생활이 힘들 정도였다. 결국 소개를 받아 내원하게 된 경우로, 갱년기안면홍조도 한방으로 치료 가능하냐며 호르몬치료만 있는 줄 알았다고 말했다.

증상은 안면홍조와 함께 발한, 수면장애(밤에 열이 오르면서 자주 깸), 우울감, 짜증감, 소화장애 등 전형적인 갱년기증후군을 보였다. 검사와 진찰결과 갱년기로 인해 신기능이 쇠퇴되고 호르몬분비와 자율신경조절력이 약해지면서 생긴 신음허형 갱년기증후군으로 판단하였다.

두 달 보름동안 갱년기홍조탕을 복용하면서 주 1~2회 침치료와 신기능을 강화시키는 약침치료 및 한방상담을 병행하였다. 치료 보름 만에 홍조증상과 소화장애, 수면장애, 발한 등의 전반적인 증상들이 완화되기 시작하여 환자본인도 빠른 효과에 놀라워하였고, 두 달 복용 이후 증상이 없어져 치료를 중지하였다가 약간 증상이 나타나 보름간 더 치료하였다.

  치료결과 갱년기증상과 더불어 홍조증상이 완화되면서, 우울감이나 짜증감도 같이 줄어들어 환자가 한방치료에 매우 만족한 상태로 치료를 종료하였다.

> **"홍조를 잡았더니 체질도 바뀐 것 같아요!"**
> 49세 | 여성

  40대 중반부터 갱년기로 인해 나타난 안면홍조증상으로 몇 년간 피부과, 산부인과, 신경정신과 등에서 치료받으면서 심적으로 매우 지친 상태였다. 마지막이라는 심정으로 한의원의 문을 두드리게 되었다.

  안면홍조와 함께 열감이 심하여 피부가 따갑고 쓰리면서 땀은 거의 나지 않았다. 특히 우울감, 짜증감 등의 신경증상이 심하여 가족들과 자주 말다툼을 하게 되어 사이가 좋지 않을 정도로 감정조절이 되지 않아 매우 힘들어하였다.

  검사와 진찰결과 갱년기로 인한 신음양허형 갱년기증후군에 스트레스와 화병으로 인한 간화가 동반된 상태로 판단하였다.

  세 달 보름간 갱년기홍조탕과 주 2회 침치료, 약침치료 및 한방상담요법을 병행하였고, 열이 너무 오를 때마다 홍조팩을 사용하였다. 한 달이 지나면서 열감과 홍조의 지속시간 및 피부가 쓰라리던 증상이 개선되면서 홍조의 전반적인 증상들이 완화되기 시작하였다. 특히 이 환자는 줄넘기운동을 병행하였다. 전에는 운동해도 땀이 나지 않고 얼굴만 붉어졌는데, 한 달 반이 지날 무렵부터 운동 후 땀이 나기 시작하면서 홍조증상이 매우 빠른 속도로 완화되었다.

치료결과 갱년기홍조증상이 완화되면서 우울감이나 짜증감도 많이 줄어들어 가족들과의 관계도 개선되었고, 특히 운동 후 땀이 나기 시작하자 체질자체가 바뀐 것 같다며 매우 만족한 채로 치료를 종료하였다.

감정홍조 혹은 온도홍조

"대인기피증도 없애준 홍조치료"
24세 | 여성

감정변화가 있을 때마다 수시로 얼굴이 붉어져서 대인관계에 곤란함이 많았다. 특히 새로운 사람을 만날 때는 가끔씩 술 마셨냐는 이야기를 듣기까지 할 정도여서 치료를 받고자 내원하였다.

창피하거나, 당황하거나, 화나거나, 웃거나 하는 등의 감정변화가 있을 때마다 수시로 얼굴이 붉어지고 열감이 느껴진다고 하였고, 평소 손발, 복부가 냉한 편으로 홍조 시에는 더욱 냉기가 심해지고, 종종 가슴 두근거림이 동반될 때도 있는 상태였다. 특히 감정홍조로 인해 사회생활과 새로운 만남이 힘들어 외출도 피하게 되고, 성격도 소심해졌다고 힘들어했다. 때문에 심리적인 부분들과 연관되어 정신적인 문제인가 싶어서 신경정신과 상담을 받았던 경험도 있었을 만큼 심리적으로 매우 위축된 상태였다.

검사와 진찰결과 원래 심약하고 예민한 체질로, 감정변화로 인한 자율신경의 조절능력이 약한 편으로 한열이 불균형해진 상열하한에 스트레스로 인한 심열로 인한 홍조로 판단하였다.

세 달 간 감정홍조탕 처방과 주 2~3회 침치료와 약침치료 및 한방상담요법을 병행하였고, 집에서 따로 홍조팩을 사용하였다. 비교적 젊은 나이로 한방치료 경험이 없어 처음에 한약이나 한방치료를 힘들어하였으나, 한 달 만에 두근거림, 홍조횟수, 홍조정도, 수족냉증, 복부냉증 증상들이 점차로 호전되기 시작하자 매우 적극적으로 치료를 받기 시작했고, 증상이 호전됨에 따라 점차로 성격까지 밝아지게 되었다.

치료결과 감정 변화에 따라 심하게 나타나던 홍조증상이나 횟수가 현저하게 줄어들어 사회생활에 별로 지장이 없을 정도로 완화되어 처음에 내원했던 표정과는 달리 밝게 웃으며 치료를 종료하였다.

> "잦은 음주와 욱하는 성격도 고친 홍조치료"
> 28세 | 남성

어릴 때부터 감정홍조와 온도홍조로 인해 고생했는데, 홍조는 치료가 되지 않는 것으로 알고 살았다고 한다. 그러다 직장생활을 하면서 홍조증상이 더욱 심해지자 치료해보려고 여기저기 알아본 끝에 내원하였다.

원래 쉽게 화가 나고 욱하는 성격으로 감정의 변화로 인한 감정홍조가 있었다. 또한 바깥에 있다 따뜻한 집이나 히터가 나오는 사무실에 들어오면 얼굴에 열이 확 올라와 회사생활하기가 겁난다고 했다. 평소에 짜증이나 화를 잘 내는 편이고, 술도 좋아하고, 늦게 자는 습관을 오랫동안 가지고 있었다.

검사와 진찰결과 간화형 체질로 스트레스와 음주, 불규칙한 수면습관 등으로 인해 간화소견이 더욱 심해진 것으로 판단하였다. 세 달 간 한약처방과 주 2회 침치료와 약침치료 및 한방상담을 받았다.

한 달이 지나면서부터 감정홍조와 온도홍조증상이 서서히 완화되기 시작하였고, 화나 짜증이 잘 나던 성격적인 면도 같이 호전되어 신기하다고 하였다. 증상이 호전되니 환자 스스로 음주를 자제하고, 수면습관을 바르게 갖도록 더욱 노력하였다.

치료결과 본인은 낫지 않는 증상이라고 알고 지내다 호전되어 매우 기뻐했고, 더불어 화를 잘 내던 성격도 차분해졌으며, 치료 종료 시에 앞으로 음주와 수면습관을 조절하겠다고 약속하였다.

"잘 체하던 체질까지 바뀐 홍조치료"
37세 | 여성

겨울에는 차가운 바깥에 있다가 따뜻한 실내에 들어오거나, 특히 히터가 들어오는 곳이면 어김없이 홍조가 몇 시간씩 지속되고, 특정한 상황에는 감정홍조가 나타났다. 홍조의 횟수가 잦아지면서 피부과에 가려다가 근본치료가 필요하겠다고 생각해 한의원에 내원하였다.

집이 항상 따뜻해서 집과 사무실에 들어가기만 하면 시원해질 때까지 붉은기와 열감이 오랫동안 지속되는 홍조가 나타나는 상태였다. 특히 이야기를 나누거나, 웃거나, 화나거나 할 때에도 일시적으로 홍조가 확 올라오는 증상이 있었고 평소 손발, 복부가 차고 소화기가 약하여 잘 체하는 체질로 감정홍조 시에는 두근거림이 동반되는 경우가 많았다. 또한 장기간의 홍조로 인해 피부건조감과 각질이 심한 상태였다. 특히, 생리 시 더욱 통증이 심하고 직장을 옮기면서 스트레스가 많아졌는데 그 이후로 홍조가 심해졌다고 했다.

검사와 진찰결과 소화기가 저하되어 상하소통이 더욱 안 되면서 상열하한증으로 인해 복부와 수족은 차고 위로는 열감이 지속되는 상태였고, 스트레스로 인해 심화와 간화가 동시에 있는 것으로 판단하였다.

세 달 간 상열하한홍조탕과 주 1~2회 침치료와 약침치료 및 한방상담을 병행하였고, 특수침법 중 정안침을 6회 시술받았다. 한 달이 지나면서 먼저 홍조의 횟수와 열감, 두근거림, 소화기 상태 등이 호전되었고, 두 달 되면서부터 수족냉증과 복부의 찬 느낌도 같이 호전되기 시작하고 홍조의 정도가 매우 완화되었다.

치료결과 소화기의 상태가 좋아져 체하거나 속이 더부룩한 증상들이 없어졌고, 상열하한으로 인한 한열불균형의 균형이 맞춰지면서 홍조양상과 두근거림, 수족냉증 등의 동반되는 증상들이 같이 호전되었다. 상담을 통해 마음상태도 많이 편안해졌다고 했으며, 피부 상태가 전반적으로 좋아져 매우 만족한 상태로 치료를 종료하였다.

> "홍조는 낫지 않는다고 생각했는데 큰 치료 효과 봤어요"
> 23세 | 남성

6년 전부터 홍조가 나타나기 시작하여 피부과, 한의원, 신경정신과치료까지 다 해보았으나 전혀 호전이 되지 않아 홍조는 치료가 안 된다고 생각하다 인터넷 검색을 통해서 나를 찾아온 경우다.

긴장을 하거나 특히 겨울에 온도 차가 날 때와 오후에 홍조와 열감, 심계증상이 동반되는 상태였고, 지속시간이 30분에서 한 시간까지 나타나는 상태였다. 또한 수면장애 및 피로감, 짜증이 많이 난다고 했다.

다른 여러 치료에도 워낙 증상이 나아지지 않았던 터라 호전되지 않을까 하는 걱정을 많이 하였다.

진단결과 기력이 저하되면서 신기능이 약해지고 이로 인해 허열이 잘 뜨는 상태에다 원래 예민하고 소심한 체질로, 심담허겁으로 인한 심화와 스트레스로 인한 간화양상이 심해진 상태였다. 이로 인해 자율신경계에 영향을 끼쳐 수면장애까지 나타나고 있다고 판단하였다.

한 달간 감정홍조탕과 침치료 및 약침치료를 주 1~2회 병행하였고, 한방상담도 같이 진행하였다. 약 복용 이후 보름정도 지나면서부터 열 오르는 정도나 횟수가 줄어들기 시작하였고, 시간이 지나면서 점차로 증상이 호전되어 나갔다. 더불어 심계증상과 수면상태가 같이 좋아지기 시작하였다.

한 달 뒤 홍조양상과 열감, 수면장애, 심계증상이 호전되어 홍조가 거의 나타나지 않았으나 간혹 홍조가 약하게 나타나는 상태로 개인적으로는 조금 더 치료를 받아 좋아졌으면 했는데, 환자의 사정으로 일찍 종료하였다. 다른 여러 치료로는 낫지를 않아 홍조는 치료가 안 되는 걸로 알았지만 예상보다 증상이 빨리 좋아져 매우 만족한 상태로 치료를 종료하였다.

> "화를 잘 내는 성격과 배에 가스가 잘 차는 증상도
> 홍조와 함께 잡았어요!"
> 50세 | 남성

3~4년 전부터 스트레스를 많이 받고 날이 추워지면 어김없이 홍조증상이 나타났다. 고온의 환경이나 긴장 시에 홍조가 주로 나타나 사회생활에 어려움이 많아 고민 끝에 인터넷 검색을 통해 내원하였다.

하루에 5차례 정도 온도 차가 나는 환경이나, 혹은 대인관계 시 긴장을 하게 되면 얼굴 전체적으로 열감과 함께 1분 정도 홍조가 유지

되는 양상을 보였다. 또한 속이 항상 더부룩하고 가스가 찬다고 했다.

　진단결과 스트레스를 지속적으로 받는 상태로, 옳고 그름이 분명한 성격이었다. 특히 사회·정치적인 부조리나 문제에 대한 분노가 많은 성격으로 간에 화기가 쌓여 화가 나거나 긴장 시 화가 위로 뜨는 간울화로 소화기에까지 영향을 끼쳐 소화기능과 자율신경계에 안 좋은 영향을 미쳐 홍조양상이 나타나는 상태로 판단하였다.

　감정홍조탕 한 달, 그리고 두 달 간 침치료와 약침치료를 주 1~2회 하면서 한방상담을 병행하였다. 약 복용이후 보름 후부터 열 오르는 정도나 횟수가 줄어들기 시작하면서 시간이 지나면서 점차로 증상이 호전되어 나갔다. 더불어 소화상태와 홍조상태도 함께 좋아지기 시작하였다.

　치료결과 홍조양상과 열감, 소화상태가 모두 호전되어 홍조증상이 거의 나타나지 않아 앞으로도 스트레스 관리를 잘 하기로 약속하고, 치료를 종료하였다.

피부염을 동반한 안면홍조

"군 복무로 생긴 홍조, 치료됐어요"
25세 | 남성

군 복무 중에 힘든 생활과 음식변화, 스트레스 등으로 인해 홍조가 시작되었다. 지루성 피부염과 동반되어 나타나 양방피부과에서 치료받았으나 홍조가 재발하여 한의원에 내원하였다.

얼굴이 지속적으로 붉어져 있는 상태로 감정홍조와 온도홍조로 특히 고생하였고, 지루성 피부염과 동반되어 유분이 많은 피부상태로 염증성 홍반과 가려움증을 동시에 가지고 있는 상태였다.

평소에 열이 많은 편으로, 피부상태도 유분기가 많았다. 육류와 인스턴트 음식을 좋아하는 식습관이 부분적인 원인으로 작용하고 있었다. 평소 습열형 체질로 피부에 유분기가 많은데다, 스트레스를 받으면 기름지고 습열을 더욱 쌓이게 하는 음식을 섭취하면서 증상이 심해진 것으로 판단하였다.

다른 피부질환과 동반되었을 때에는 평균적인 경우보다 치료기간이 오래 소요되는 경향이 있다. 이 환자 또한 네 달 동안 지루홍조방을 복용하였고, 주 1회 침치료와 약침치료 및 한방상담을 병행하면서 냉미세침요법도 2주에 한 번씩 8회 정도 받았다.

한 달이 채 되지 않아 감정홍조와 온도홍조증상이 먼저 완화되면서 지루성 피부염 증상도 두 달째에 같이 호전되기 시작하였다. 이에 음식조절과 운동요법을 같이 병행하게 하였더니, 치료결과 홍조증상과 지루성 피부염 증상이 동시에 완화되어 매우 만족해하며 치료를 종료하였다. 물론, 앞으로 음식조절을 반드시 할 것을 약속하였다.

"지루성 피부염이 키운 홍조"
44세 | 여성

예전부터 지루성 피부염으로 고생하였는데, 3년 전부터 홍조가 심해지면서 땀과 수면장애로 고통을 겪으며 피부과 약과 연고로 치료를 하였다. 처음에는 차도가 나타나다 나중에 내성이 생기면서 피부과 약에도 반응이 없어 근본치료가 필요하겠다고 생각한 끝에 한의원에 내원하였다.

근무하는 곳이 따뜻한 영향으로 열감과 함께 얼굴이 지속적으로 붉어져 있었고, 최근 스트레스가 심해지면서 감정변화와 함께 뜨겁고 매운 음식, 환경변화, 소화상태에 의해서도 홍조가 빈번하게 나타나는 상태였고, 지루성 피부염으로 인한 소양감과 건조감, 유분기가 심했다. 또한 피부과 약을 복용하며 속쓰림이 있었고, 만성변비, 소변이 시원치 않아 부종이 심해지는 등의 증상이 같이 동반되는 상태였다.

　습열담 체질로 원래 열이 많은 데다 특히 위열, 간열이 많았고, 피부 표피가 두꺼운 편으로 내부와 외부의 열감 조절이 안 되는 상태였다. 또한 지루성피부 상태로 인해 모세혈관이 일부 확장되어 있었다.

　네 달 간 지루홍조탕을 복용하고, 주 1~2회 침과 약침치료 및 한방상담을 병행하였으며, 특수침법으로 냉미세침 4회와 정안침 6회를 시술받았다. 냉미세침 시술 이후에 붉은기가 가라앉기 시작하면서 보름이 지나면서부터는 열감, 가려움증, 붉은기, 수면상태 등이 개선되기 시작하였다. 일주일에 한 번 대변을 보던 환자가 1~2일에 한 번씩 보기 시작하였고, 부종이 개선되면서 점차로 증상들이 개선되었다.

　치료결과 열감, 수면장애, 변비증상, 가려움증, 지루성 피부염증상은 모두 호전되었고, 평소 모세혈관확장으로 인한 붉은기가 많이 가라앉긴 했으나, 여전히 붉은기가 조금 남아 있었다. 그러나 스트레스로 인한 화나 짜증감, 우울감등이 많이 좋아져 피부상태가 전반적으로 상당히 좋아진 상태로 치료를 종료하였다.

> "칙칙한 피부가 너무 깨끗해졌어요"
> 38세 | 여성

3년 전부터 지루성 피부염과 홍조양상으로 피부과와 한의원을 오가며 치료를 받았는데, 그때뿐이었다. 곧 홍조가 재발하였을 뿐만 아니라 더욱 심해져 근본적으로 홍조와 지루성 피부염을 개선하고자 한의원에 내원하였다.

피부과에서 오랫동안 치료받으며, '물광주사'와 '보톡스' 등의 시술 이후에 피부가 매우 예민해져 있었고, 발진양상과 더불어 얼굴에 발열과 부종증상이 나타나는 상태로 모세혈관이 확장되어 있었다. 세안을 한 뒤나 가려움증 때문에 얼굴을 긁은 뒤에는 부풀어 오를 정도로 피부가 매우 민감한 상태로 바꼈으며, 지속적으로 얼굴의 붉은기와 쓰라린 통증 때문에 고통스러워하였다.

특히 열감이 심한 때는 쓰라림의 통증도 더욱 커져 힘들어 하였다. 또한 스트레스가 많아 감정변화가 심하고, 잘 체하며, 수면 시에도 잘 깨고 잠이 잘 들지 않는 상태로 손발이 차고 항상 만성적인 피로감이 있는 상태였다.

지루성 피부염과 홍조가 같이 나타나는 양상으로, 어혈이 많아 전반적으로 혈액순환상태가 좋지 않았고, 스트레스로 인해 자율신경이 매우 불균형한 상태로 중초(소화기, 간기능을 중심으로 하는 신체 중앙부위)가 막혀 있고 간울화와 혈열로 인해 열이 나타나는 상태로 진단하였다. 또한 피부가 매우 민감해져 모세혈관이 일부 확장되어 있는 상태로 판단하였다.

네 달 간 지루홍조탕과 주 1~2회 침치료, 약침치료 및 한방상담을 병행하였고, 주 1회 간격으로 냉미세침 8회와 정안침 8회를 시술받았다.

냉미세침과 정안침 시술 이후에 붉은기가 가라앉기 시작했다. 보름이 지나면서부터는 특히 밤에 올라오는 열감, 발진, 붉은기 등이 개선되기 시작하였고, 소화상태도 같이 호전되면서 아침 기상 시에 얼굴이 붉던 증상도 좋아지기 시작하였다. 중간에 한두 차례 열감이 많이 오르는 경우가 있었지만 치료가 진행될수록 열감, 붉은 정도와 혈관확장이 점차로 개선되어 나갔다.

치료결과 상체열, 얼굴피부열, 수면, 소화, 쓰라림, 모세혈관확장 상태, 지루성 피부염증싱이 많이 호진되었고, 칙칙하고 착색되었던 피부상태가 전반적으로 상당히 좋아진 상태로 치료를 종료하였다.

여드름과 동반된 안면홍조

> "홍조치료로 여드름까지 뿌리 뽑았어요"
> 25세 | 여성

　5년 전부터 홍조가 나타나기 시작하였는데, 최근 들어 증상이 너무 심해졌다. 게다가 여드름까지 있어 피부과에서 항생제를 복용하다 홍조치료에 대해 알아본 끝에 한의원에 내원하였다.

　온도와 감정홍조가 주 증상으로 수시로 나타나는 편으로, 심한 경우 며칠씩 지속적으로 열감과 홍조기가 있었고, 여드름 양상도 같이 동반된 상태로 큰 농포형태의 여드름과 예전 여드름 흉터까지 같이 동반된 상태였다.

　감정홍조 시에는 심계증상이 동반되었고, 피부는 건조하고 가렵고 각질이 심한 양상을 보였다. 소화기는 더부룩하며 항상 기력이 저하되고 몸이 무거운 증상도 같이 호소하고 있었다. 특히, 회사에서 스트레스가 많아 수면 시 가위눌림증상으로 수면의 장애까지 가지고 있는 환자였다.

　원래 예민하고 소심한 체질로, 심담허겁으로 인한 심화양상이 심해진 상태였다. 스트레스가 소화기, 자율신경계에까지 영향을 끼쳐 균형이 깨어진 상태로 판단하였고, 여드름도 스트레스로 인한 간울화로 인한 것으로 보였으며, 특수침법과 함께 처방 시에 같이 고려하여 호전시켜야 한다고 진단하였다.

두 달 간 감정여드름홍조탕과 침치료, 약침치료 및 한방상담을 주 1~2회 병행하면서 동시에 정안침 4회를 주 1회 시술받았다. 약 복용 이후 보름 만에 수면의 질이 좋아지고 심계증상이 덜해지기 시작하면서 정안침 시술 이후에 여드름과 발적기가 가라앉기 시작하였으며, 예상보다 빨리 증상들이 개선되었다.

치료결과 홍조양상과 열감, 수면장애, 심계증상, 여드름, 피로도 증상은 호전되어 일상생활이나 사회생활 시 불편함이 거의 없는 정도로 피부상태 및 심리적인 상태가 전반적으로 좋아진 상태로 치료를 종료하였다.

"좁쌀여드름이 홍조치료로 함께 사라졌어요"
21세 | 남성

중 3때부터 홍조가 나타나기 시작하여 얼굴에 붉은기가 있었는데 고등학생이 된 이후로 여드름이 생기면서 홍조양상이 심해졌다. 피부과에서 여드름만 관리하다가 근본적으로 여드름과 홍조를 개선시키고자 내원하였다.

 피부가 매우 지성이고 여드름이 이마, 볼, 턱, 코에 걸쳐 좁쌀여드름 양상으로 많이 올라와 있는 상태였다. 게다가 평소에 홍조로 인한 붉은기가 지속되어 얼굴에 착색까지 생긴 상태로, 손발이 차고 긴장 시에 손발에서 땀이 나는 증상으로 어려움을 겪고 있었다. 특히, 맵거나 뜨거운 것을 먹거나 온도가 높은 곳에서는 열감이 심하게 올라와 전체적으로 얼굴이 매우 붉었다.

 진찰결과 습열담 체질로, 원래 몸에 열이 많고 염증이 잘 생기는 체질인데 위로만 자꾸 열이 뜨다 보니 손발이 냉해져 나타나는 상열하한증이었다. 여드름 양상을 같이 호전시키려면 특수침법과 처방 시에 같이 고려하여 호전시켜야 한다고 판단하였다.

 세 달 간 여드름홍조탕을 복용하고 네 달 동안 주 1~2회 침치료와 약침치료 및 한방상담을 병행하였고, 주 1회씩 번갈아가면서 정안침 6회와 냉미세침 6회를 시술받았다. 여드름의 뿌리가 깊은 편이라 일반적인 환자들에 비하여, 초반에는 특수침 시술 이후 좁쌀여드름 양상의 호전도가 떨어져서 호전도가 매우 더딘 편이었으나, 한 달 보름 이후부터 심했던 유분기가 좋아지면서 여드름과 열감, 붉은기가 서서히 호전되기 시작하였다.

 치료결과 홍조양상과 열감, 여드름, 유분기 증상이 눈에 띄게 좋아지고 지속적으로 붉었던 얼굴상태가 많이 완화되어 치료를 종료하였다.

"오랜 홍조 치료하니 미세여드름도 함께 나았어요"
27세 | 여성

10년 전부터 홍조가 있었고, 6년 전부터는 미세발진까지 나타나 피부과에서 '스켈링' 'mts' '시너즈 멀티플랙스' 등의 각종 시술과 한약까지 복용했지만 별 효과를 보지 못하던 중 내원하게 되었다.

홍조가 시작된 이후로 미세발진까지 생긴 상태로 온도와 감정홍조가 주 증상이었다. 홍조증상이 하루 5회 이상 나타났고, 특히 아침과 오후에 심해지면서 얼굴에 건조감과 소양감이 동반되는 상태였다. 또한 홍조 시에 발한과 심계가 동반되고 평소에 수면장애가 있어 꿈을 많고 꾸고, 잠에서 자주 깨었다. 손발이 냉하고 저리며 부종이 잘 나타나는 증상이 있는 상태였다. 특히 미세발진이 있었던 자리가 매우 붉고 모세혈관이 일부 확장된 소견이 있어 전반적으로 평소에도 붉은기가 있는 상태였다.

특히, 직장에서 스트레스가 많고 히터가 항상 켜져 있는 환경이었다. 한의원, 피부과에서 많은 치료를 해보았으나 어느 곳에서도 별무호전이었다.

　진찰결과 스트레스가 많이 쌓여 간울화, 심화와 더불어 어혈로 인해 전반적인 순환상태가 매우 좋지 않은 상태로 판단하였고, 기본적인 한약, 침치료와 더불어 얼굴미세발진과 모세혈관확장으로 인해 특수침법을 같이 시술해야 한다고 판단하였다. 감정미세발진홍조탕을 두 달 간 복용하였고, 세 달 보름 동안 침치료와 약침치료 및 한방상담을 병행하면서 정안침 4회 시술후 냉미세침 6회를 시술하였다.

　약 복용 이후 보름이 지나면서 얼굴의 가려움증이 소실되었고 심계, 손발 저림, 짜증감 등 호전되면서, 특수침을 진행하면서 미세발진의 양상과 모세혈관확장으로 인한 붉은기가 서서히 좋아지기 시작하였다. 소화는 호전과 후퇴를 반복하였으나 이후에 호전되었고, 수면상태도 개선되었다.

　치료결과 홍조양상과 열감, 수면장애, 심계증상, 미세발진, 피로도 증상이 많이 좋아져 일상생활이나 사회생활 시 불편함이 개선된 상태로 만족해 하며 치료를 종료하였다.

____ 환자들이 직접 올린 홍조치료 후기

홈페이지에 실제로 환자들이 올린 생생한 후기이다. 아마도 홍조환자들이라면 공감하는 부분이 많을 거라 생각하고, 아직도 홍조는 치료가 되지 않는다고 알고 있는 이들에게 희망을 주고자 소개한다.(다른 분들을 위해서 후기를 올린 환자들에게 다시 한 번 진심으로 감사드린다.)

> **"홍조, 근본적인 치료가 정말 중요하더군요!"**
>
> 제 증상은 고등학교 3학년 때 동네 피부과의 '오진'으로 얼굴에 연고를 오랜 기간 동안 바르게 되면서 그 부작용으로 평소에도 양볼, 이마, 코 등에 붉은기가 지속적으로 나타나는 안면주사로 시작해, 이로 인한 스트레스로 홍조까지 복합적으로 나타난 상태였어요. 이러한 악순환이 반복되면서 학창시절과 20대 초반을 가장 홍조가 심했던 시절로 흘려보냈네요.
>
> 당시 여러 한의원에서는 간열, 심장열, 위열 등 내부에 열이 위로 올라온다고 진단했지만, 진단내용은 제각각이었습니다. 그렇게 1년 이상 한약을 복용해도 큰 차도가 없었고, 심지어 20대 중반에는 유명하다는 피부과에서 레이저치료까지 받아 보았으나(무려 5회나!) 그때뿐이었지요. 게다가 레이저치료로 인해 피부가 더욱 민감해지니, 따가운 증상이 심해지면서 상태

는 오히려 더 악화되었습니다.

내부에서 열이 올라와서 홍조가 발생한 것인데 근본적인 치료 없이 그저 바깥만 치료하려 했으니 어찌 보면 당연한 거였죠. 그렇게 여기저기서 시간 간격을 두고 다양한 치료를 수년간 받았음에도 호전되지 않아 그냥저냥 20대 중반을 보내고 그 후 10년이라는 긴 시간을 보내고야 다시 한의원을 찾게 되었습니다.

이제 두 달을 갓 넘어서고 있네요. 결론적으로 말하자면, 20대 수년간 다양한 치료 방법과 한약을 복용해도 눈에 띄는 호전도가 없던 것이 지금 한의원에서 치료받았던 두 달 간 눈에 띄는 엄청난 효과를 보고 있다는 겁니다.

치료 전에는 별거 아닌 일에도 신경 쓰며 짜증내거나 화를 냈던 상황이 이제는 아무렇지 않은 듯 평온해지면서 오히려 작은 부분에도 웃음이 절로 나올 정도이고, 자연스레 올라오는 열은 느끼지 못할 정도까지 좋아졌으며, 감정홍조는 아주 조금 남아 있기는 하지만, 이 또한 심하게 느낄 정도는 아니니 그저 신기하기만 합니다.

객관적 데이터와 심리적 명상법, 약침과 냉미세침, 원장님의 시속적인 관심과 상담……. 무엇보다도 가장 중요한 의사에 대한 믿음과 자신을 다스릴 수 있는 힘이 생겼다는 것. 이러한 요인들이 빠른 호전도를 보이게 된 이유인 것 같네요. 거듭 저와 유사한 증상을 가진 분들께 상담이라도 받아보라 권하고 싶습니다.

"치료의 만족도가 너무 큽니다!"

안면홍조치료 두 달째입니다. 피부과 약, 아기주사, 각종 레이저, 경락……. 홍조를 치료하기 위해 시도한 것들이지만 효과가 없었습니다.

어렸을 때부터 부끄러우면 남들보다는 얼굴이 잘 빨개지는 편이었는데, 고등학생 때 입시 스트레스로 안면홍조가 생겨 매일 얼굴에 열이 올라왔습니다. 운동을 하거나 덥고 추울 때 매운 음식을 먹을 때도 얼굴이 빨개지고 아무런 이유 없이 저녁만 되면 한 시간 넘게 심한 홍조가 나타났습니다. 이런 홍조는 겉보기에도 안 좋지만, 몸의 열이 얼굴로만 가서인지 손발이 너무 차고 몸이 전반적으로 좋은 상태가 아니었죠. 단순히 홍조만이 아니라 제 몸의 건강을 위해서라도 홍조를 치료해야 했습니다.

한의원에서 여러 가지 검사를 한 끝에 제 홍조증상의 원인에 대한 진단을 받을 수 있었어요. 몸에 맞는 일반침, 약침, 얼굴에 맞는 냉미세침, 한약, 명상요법 등으로 치료를 시작하였습니다. 저는 첫날부터 냉미세침을 맞았는데 당일은 얼굴이 많이 빨개졌지만 다음 날부터 안색이 안정되고 그 전보다 열이 훨씬 덜 나더군요. 일주일에 한 번씩 내원해서 진료를 받았는데 거울을 볼 때마다 붉은기가 많이 줄었다는 걸 느낄 수 있었고 치료 두 달째인 지금, 저녁마다 올라오던 열은 더 이상 느낄 수 없습니다.

심하게 느껴지던 열감이 많이 줄어서 만족스러운데, 아직 부끄러운 상황이나 강한 햇빛을 받을 때, 매운 음식을 먹을 때는 얼굴이 붉어집니다. 지금까지 치료를 해오면서 정말 많이 좋아졌지만, 안면홍조의 근본적인 원이 제거와 재발을 막기 위해서 원장님이 명상을 권하시더군요.

앞으로도 살면서 스트레스를 아예 안 받을 수는 없지만, 스스로 감정을 조절하고 마음을 다스리면 얼굴에 열이 확 올라오는 증상을 막을 수 있을 것 같습니다! 현재 제 얼굴의 붉은기는 화장으로 쉽게 가려질 정도로 큰 차도를 보았어요. 남은 치료 기간 한 달 동안 더 좋아져서 언제나 하얀 얼굴이 되었으면 하는 바람입니다.

"안면홍조 한방치료로 잡을 수 있습니다"

저는 초등학생 때부터 고등학생인 현재까지 홍조를 앓아 왔습니다. 온도홍조도 있었지만, 감정홍조도 심했어요. 그래서 남들 앞에 서기가 불편하고 꺼려졌었죠. 온도변화에 예민하여 밖에 있다가 실내로 들어오면 얼굴에 열이 많이 올라오곤 했어요. 매운 음식이나 뜨거운 음식에도 마찬가지였고요.

고등학생이 되고 한의원을 처음 가게 되었어요. 병원에서 알려주는 명상요법들을 꼬박꼬박 하려고 노력하고, 한약도 두 달째부터는 제때 잘 챙겨먹었습니다. 이제 치료 시작한 지 두 달이 조금 지났습니다.

정안침을 맞고 피부 톤이 눈에 띄게 좋아진 것을 느꼈고, 한약을 챙겨먹고 땀이 좀 줄었다는 것도 느끼게 되었습니다. 또한 외출하고 귀가했을 때 심하게 올라오던 홍조도 많이 줄었고, 저녁마다 올라오던 열감도 이제는 거의 느낄 수가 없어요. 감정홍조까지 사라진 것은 아니지만 홍조의 정도와 횟수가 많이 줄었다는 것을 느꼈지요. 지금까지의 효과에 정말 만족해요. 앞으로도 계속 치료를 해나가려고 합니다.

"홍조, 희망 있습니다!"

벌써 두 달하고 15일이 지났습니다. '평생 홍조 때문에 고생하다 죽겠구나…….'라는 생각으로 하루하루 힘들고 지쳤습니다. 다행히 한의원과 인연이 되어 두 달 넘게 꾸준히 치료받자 거짓말처럼 증상이 조금씩 호전을 보이고 있습니다. 남들 앞에서 홍조가 올라올까 봐 말도 못하고, 혼자 있는 시간이 많았던 저에게 웃을 수 있게, 자신 있게 말할 수 있게 해주었습니다.

아마 지금도 안면홍조, 감정홍조로 인해 힘드신 분들이 많을 겁니다. 얼마나 힘들까, 얼마나 고통스럽고 괴로울까…….

정말 희망이 있다는 걸 기억하시고, 타인 앞에서 자신 있게 웃을 수 있는 그날까지. 저도 응원하도록 하겠습니다!

"악성 지루성홍조가 정말이지 너무 좋아졌어요"

안녕하세요. 47세 여자입니다. 저는 매우 심한 지루성홍조로 엄청나게 고생한 사람입니다. 어느 정도였느냐 하면요, 평상시에도 늘 얼굴이 빨개져 있던 건 물론이고, 툭하면 얼굴에 염증이 심해져 가려움증으로 고생했습니다. 그래서 피부과 약으로 살다시피 했었죠. 정말이지 생각하기도 싫습니다.

그러다 우연찮게 근본적인 홍조치료법에 관심을 갖고 인터넷으로 한의원을 찾아보게 됐습니다. 다음 날로 바로 병원을 찾아 제 극심한 홍조의 원인을 비로소 알게 되었지요. 그렇게 세 달 동안 치료받고 약도 처방 받아 먹었습니다.

현재는 가려움증도 없어지고, 얼굴의 붉은기도 상당히 좋아졌습니다. 홍조로 고생하는 분들이 있다면, 하루빨리 뿌리를 뽑을 수 있는 치료를 받았으면 좋겠네요.

"예전 모습으로 돌아가고 있다는 게 믿어지지 않아요"

얼굴이 붉어지고, 아프고, 여드름도 나고, 전반적으로 몸이 완전히 다운되어서 양방으로는 치료가 힘들다는 이야기를 듣고야 한의원을 찾았습니다. 솔직히 처음에는 별 기대를 안 하고 갔었죠. 그런데 한의원에서 과학적인 검사와 친절한 안내로 저의 몸 상태와 치료방법을 자세히 소개 받을 수 있었어요.

그렇게 믿음이 생겼고 치료 한 달이 되어 가는데, 눈에 띄게 상태가 좋아졌습니다. 내 몸에 맞는 약을 지어 복용했고, 얼굴에 침을 맞았습니다. 물론 저는 처음에, '이걸로 과연 좋아질까……?' 반신반의하는 마음이었죠. 그런데 놀랍게도 하루하루 좋아지는 모습을 제 눈으로 확인할 수 있었습니다! 신기하게도 말이지요. 그리고 병원에서 권한 명상치료를 통해서 스스로 마음을 잘 다스릴 수 있었습니다. 이제는 몸에도 생기가 돌고, 얼굴색도 예전 모습으로 많이 돌아왔습니다. 감사할 뿐이네요.

"세 달 만에 홍조 소실!"

33세의 건장한 직장인입니다. 제 얘기를 간단히 드리면, 고등학생 때부터 지금까지 15년간 안면홍조로 인한 고생이 이만저만이 아니었습니다. 당시 집안에 여러 가지 일들로 혼자 화를 억누른 적이 많았어요.. 돌아보면 그 당시의 스트레스가 그 나이 대에 감당하기 힘들만큼 심했던 것 같습니다. 잠도 잘 못 잘 정도였으니까요. 그런 상태가 원인이었는지 모르겠지만, 안면홍조가 심해지고 그러다보니 저도 모르게 위축되어 성격이 바뀌는 걸 느끼게 되었습니다.

정말이지 홍조에 좋은 방법이란 방법은 써먹어보지 않은 게 없었습니다. 동네 한의원부터 유명하다는 피부과, 약국……. 안 가본 곳이 없을 정도로 안면홍조를 치료하러 다녔습니다. 하지만 그 어디에서도 치료가 되지 않았죠. 제가 들은 말은 사실 안면홍조가 완치하긴 어렵다, 라는 이야기뿐이었습니다.
그렇게 거의 포기 상태로 지내다 지금의 한의원을 찾게 되었습니다. 처음에는 반신반의하는 마음이 컸지만 원장님과 상담을 한 후 이번이 마지막이었으면 하는 간절한 마음으로 치료를 받기 시작했습니다.

저는 습열형 체질에다가 살면서 받았던 스트레스와 화병으로 인해 생긴 안면홍조라는 진단을 받았고, 총 세 달 동안 꾸준히 치료를 받았습니다. 석 달이라는 치료기간이 짧다고 할 수는 없습니다. 그렇지만 두 달째 접어들면서부터 점점 좋아지기 시작하더니, 지금은 새로운 인생을 사는 것처럼 깨끗하게 치료되었습니다! 저와 같은 증상으로 고민하고 있는 분들이 있다면 망설이지 말고, 희망을 접지 말고, 적극적으로 치료를 받아보라고 하고 싶네요.

4장

홍조, 관리할 수 있다!

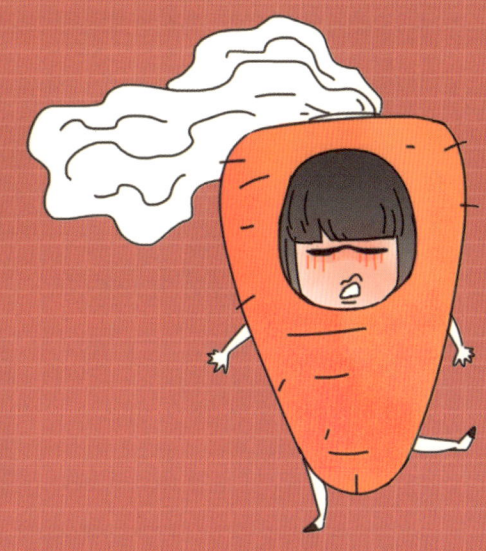

음식과 차로 관리하자!

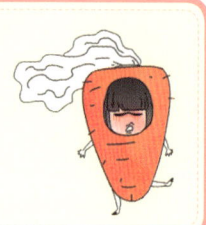

____ **홍조개선에 도움이 되는 음식**

◎ 야채와 과일

야채와 과일은 대부분 홍조에 도움이 되는 음식이다. 식물성 식품에 미량 함유되어 있는 피토케미컬은 항산화 작용과 더불어 면역력을 높이고, 염증반응을 줄여주며, 해독작용의 효과가 있어 열독을 해소시킴과 동시에 피부염증상도 개선하는데 도움이 된다. 또한 라이코펜 성분과 각종 비타민 미네랄 성분은 신진대사를 활발하게 하고 혈관상태를 개선시킴으로써 좋은 피부를 만드는 작용을 하기 때문에 홍조에 좋다.

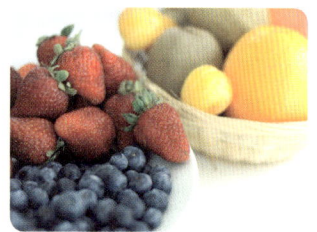

특히 무, 알로에, 칡, 오이, 수박, 배추, 토마토, 파인애플 등은 해독작용이 있고 열독을 내려주는 효과가 있어 열성 홍조환자들에게 특히 좋다. 속이 냉한 상열하한증이나 하열성 홍조환자들에게는 파, 피망, 포도, 생강, 마늘과 같은 양성기운을 가진 채소나 과일이 좋다.

◎ **생선류**

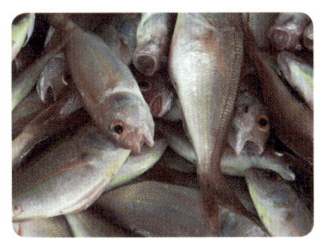

생선에 함유된 오메가-3는 혈액 속 콜레스테롤 수치를 낮추고, 혈관에 도움이 되며, 피부에 보호막을 형성시켜 피부결이나 상태 개선을 돕는다. 또한 DHA성분이 두뇌의 흐름을 원활하게 만들어 홍조에 관여되는 분비물질의 조절에 간접적으로 도움이 될 수 있다.

◎ **해조류**

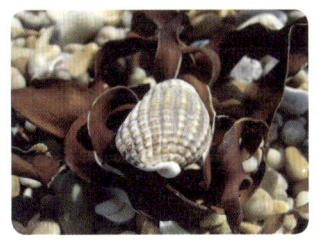

해조류에 풍부한 비타민K는 모세혈관과 피부를 탄탄하게 해주고, 비타민C와 비타민 E는 피부를 탄력 있고 건강하게 만들어 주기 때문에 홍조에 도움이 된다. 또한 변비나 숙변해소에도 좋은데, 이를 통해 노폐물을 빠져

나가게 하기 때문에 홍조환자들의 변비해소와 열독완화에 좋다.

◎ **두유, 콩류**

콩 속의 이소플라본isoflavones이라는 물질은 홍조 개선에 도움이 된다고 알려져 있다. 콜레스테롤과 중성지방수치를 낮추어 혈관상태를 개선하는데 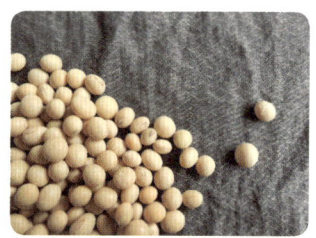 도움이 되기 때문이다. 또한 해독작용이 있어 홍조를 유발시키는 열독해소에도 도움이 될 수 있으며, 콩 속의 비타민E와 사포닌은 혈액순환을 원활히 하고 피부를 맑게 하는 효과가 있어 홍조에 좋다.

홍조에 피해야 할 음식

◎ **술**

술은 혈액순환을 빠르게 하고 혈관을 확장시키고 자율신경이 자극되어 혈관을 늘어나게 한다. 알코올분해효소가 적어도 안면홍조가 쉽게 나타날 수 있다. 또한 술은 화의 기운을 위로 뜨게 하는 성질이 있어 홍조환자들이 술을 마시게 되면 얼굴이 굉장히 붉어지는 경우가 많고, 이후 홍조양상이 심해지는 경향이 있다.

따라서 술은 삼가는 것이 좋으나, 사회생활 때문에 도저히 피하지 못하는 상황이라면 가급적 도수가 낮은 술을 소량으로 마시고, 물을 많이 마셔서 빨리 해독시키도록 하는 것이 좋다.

◎ **초콜릿, 호두, 치즈**

이 세 가지 음식은 모두 혈관 활성물질인 히스타민이나 티라민이 함유되어 있어 혈관 확장을 유발하기 때문에 홍조가 있는 사람은 피하는 것이 좋다.

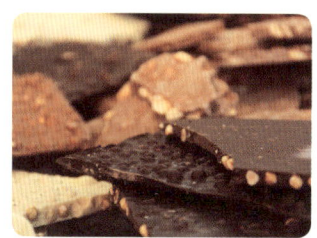

◎ **맵고 자극적인 음식**

맵고 자극적인 음식을 먹으면 자율신경 중 교감신경이 활성화되면서 혈관이 확장되고 땀이 난다. 따라서 매운 음식을 먹었을 때 열이 나면서 얼굴이 빨개진다는 경우가 많은데, 이것은 모두 자율신경의 변화로 인한 것으로, 피부가 이런 자극을 받으면 일반인의 경우 시간이 지나면 저절로 홍조는 사라지지만 피부 재생력이 약하거나 장부의 한열 균형이 깨져 있는 사람에게는 안면홍조를 악화시키는 요인으로 작용할 수도 있다.

◎ **카페인 함유 음료**

가장 대표적으로 커피에 함유된 카페인 성분은 각성효과와 더불어 자율신경계중 교감신경을 항진시켜 안면홍조뿐만 아니라 수면장애, 잦은 소변,

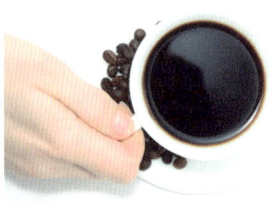

가슴 두근거림, 위장장애, 근육경련, 신경과민 등의 증상을 유발할 수 있다. 따라서 가급적 커피를 삼가도록 하고, 홍조환자의 경우 無카페인(디카페인) 커피를 마시는 것이 좋다. 또한 녹차나 홍차 등의 차 종류도 커피보다는 성분함량이 낮지만 카페인이 들어있기 때문에 한 잔 이상은 마시지 않도록 하는 것이 좋고, 이외에 에너지드링크, 탄산음료, 주스, 진통제 등에도 카페인이 함유되어 있으므로 주의하는 것이 좋다.

◎ **기름진 음식**

기름진 음식은 일단 혈관상태를 탁하게 하거나 혈관의 탄력성을 둔화시켜 홍조를 유발시키게 하는 혈관확장 정도에 영향을 끼칠 수 있다. 또한 기름진 음식은 피지선 분비를 촉진시켜 피부트러블을 유발하거나 모공을 막을 뿐만 아니라 몸속에 열이 쌓이게 하면서 노폐물과 독성이 몸 밖으로 배출되지 못해 홍조에 악영향을 끼칠

수 있다. 대표적으로 튀김류, 기름진 육류, 과자류, 라면 등이 이에 해당된다.

___ 홍조개선에 도움 되는 차

차는 단일성분을 이용하는 것이기 때문에 과용을 하거나 장기복용은 피해야 하며, 연하게 우려서 하루 1~2잔 정도로 마셔 보조적인 도움을 받는 것이 좋다.

◎ 죽엽차

죽엽차는 열을 식히는데, 특히 폐의 열을 제거해주고 머리와 눈과 혈액을 맑게 하는 효과가 있다. 소변을 원활하게 하는 기능이 있어 홍조의 열감이나 열독으로 인한 피부 트러블에 좋다.

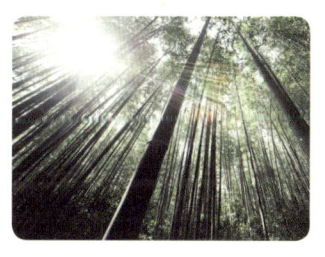

한방에서는 폐와 피부를 매우 밀접한 관계가 있는 부분이라 본다. 때문에 이로 인한 홍조양상이나 홍조로 인한 발진양상에 도움이 되고, 특히 여름철에 위를 보하고 더위를 풀어주는 효과가 있어 여름철 더위로 홍조가 심해지는 경우라면 도움을 받을 수 있다.

◎ 국화차

국화차는 혈관의 콜레스테롤수치를 낮춰주고 혈류순환에 도움이 되며, 특히 간화를 낮춰주는 작용을 한다. 그렇기 때문에 스트레스나 수면부족, 과로 등 간화로 인한 홍조환자들에게 좋다. 또한 머리와 눈을 맑게 해주는 효과가 있어 홍조환자들 중 두통이나 안구충혈이나 피로가 심한 이들에게 도움이 된다.

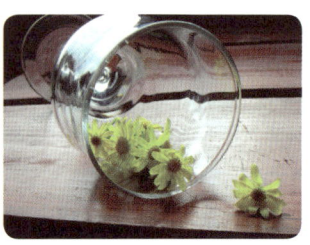

◎ 맥문동차

폐를 튼튼하게 하고 원기를 돋우며 겨울철 체력을 증진시키고 열을 내려주는 작용을 한다. 또한 갈증해소는 물론 자양, 강장에도 효과가 있다. 따라서 열이 자꾸 오르고 갈증이 나는 홍조환자의 경우에 도움이 될 수 있다.

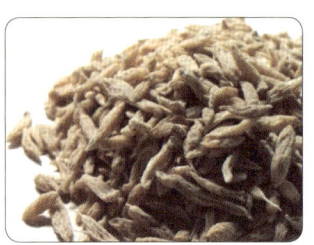

◎ 결명자차

결명자는 체내의 콜레스테롤 수치를 낮추어 주고, 독소를 체외로 배출시키는 기능이 뛰어나다. 특히, 평소 숙취가 있거나 간화가 많은 사람들이 결명자차를 마시면 화도 식힐 수 있고 눈의 충혈을 개선하면서 피로를 없애는데 효과적이다. 또한 결명자 속에 함유되어 있는 안트라퀴논이라는 성분이 뱃속의 숙변을 제거하고, 복부팽만감과 같은 증상이 있을 때에 속을 가라앉히는 데도 효과적이며, 구내염이나 구취 제거에도 좋다.

결명자차는 음주를 자주 하거나 눈의 충혈이 심하고 변이 시원하지 않은 간화형 홍조환자들에게 좋다.

◎ **연근차 · 연잎차**

연근차는 혈액순환에 도움이 되고 몸을 따뜻하게 데워주어 수족냉증에 도움을 준다. 또한 피부의 신진대사를 촉진시키기 때문에 홍조환자들 중 유 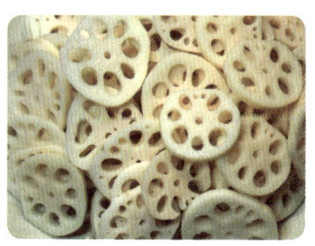 독 몸이 냉하고, 수족냉증이 있으며, 얼굴이 칙칙한 경우에 좋다. 연잎차는 혈관을 맑게 해주고 심화를 내려주는 작용이 있어 예민한 신경을 안정시키고 편안하게 만드는 효능이 있다. 따라서 심장이 약하고 감정홍조가 있는 사람들에게 도움이 될 수 있다.

◎ 메밀차

메밀은 성질이 서늘하며 오장의 노폐물을 없애고 정신을 맑게 하는 작용이 있다. 특히 루틴이라는 성분이 혈관의 투과성과 신축성을 강화시켜 모세혈관을 튼튼하고 맑게 만들어 혈액순환을 활발하게 한다. 또한 시스틴이라는 성분이 피부를 탄력 있고 부드럽게 만들어 주기 때문에 홍조에 좋다.

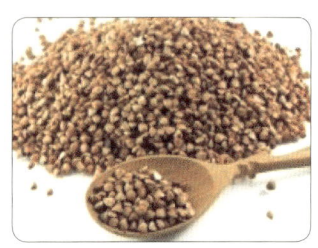

◎ 허브차(라벤더·레몬)

라벤더차는 신경에 작용하여 진정효과를 낳아 불안과 스트레스 등을 완화시켜 신경성 두통이나 복통 등에도 좋은 효과를 발휘한다. 또한 염증을 진정시키는 성분이 포함되어 있어 신경이 예민한 감정홍조환자나 염증성홍조환자들에게 도움이 될 수 있다.

　레몬차는 레몬에 풍부한 비타민C, 사과산, 플라보노이드 성분들이 피부미백과 모공의 노폐물 배출에 도움이 되며, 특히 비타민C는 피로를 회복시키고 모세혈관을 튼튼하게 만들기 때문에 홍조에 좋다.

9가지 홍조관리 생활요법

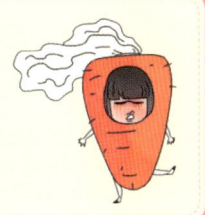

____ 1. 피부를 자극하지 않는다

홍조환자들은 대개 피부가 얇고 예민하거나 혈관이 쉽게 확장되기 때문에 무엇보다도 피부에 강한 자극을 가하거나 반복된 레이저 시술을 받는 경우 피부가 얇아지고 손상되는 부위가 생길 수 있어 신중해야 한다. 특히 피부가 얇은 경우는 단 한번의 레이저 시술로도 증상이 더욱 심해지는 경우가 종종 있기 때문에 레이저 시술을 고려한다면 피부과 전문의에게 반드시 진찰과 치료를 받고 신중하게 선택해야 한다.

또한 여드름이나 피부질환 및 홍조로 스테로이드제 연고를 처방 받아서 장기간 사용하는 경우에도 피부가 얇아지고 민감해지는 등의 부작용이 나타날 수 있어 홍조를 유발하거나 악화시키는 경우를 이따금 보게 된다. 따라서 일시적으로 항생연고나 스테로이드제 연고를 바르게 되더라도 되도록 적절한 양을 사용하고, 쉬는 기간을 두고 사용하는 것이 좋다.

홍조환자의 경우 반복되는 열감으로 인해 건조감이나 각질이 심한 경우가 유독 많다. 이를 제거하기 위해 강한 스크럽제를 사용하거나 박피를 하면 오히려 피부를 손상시켜 홍조양상이 심해지는 경우가 있으므로, 각질을 제거할 필요가 있다면 정도에 따라 차이는 있겠지만 2~3주에 1회 이내로 피부가 손상가지 않도록 알갱이가 없는 약한 각질제거제품으로 가볍게 제거하는 것이 좋다. 또한 세안 시에도 세게 문지르거나 너무 뜨겁거나 찬 물로 하게 되면 피부와 혈관에 자극이 되어 홍조양상이 심해질 수 있으므로 거품을 충분히 낸 후 가볍게 문지르고 미지근한 물로 세안하는 것이 좋다.

2. 얼굴에 열을 지속적으로 가하지 않는다

홍조환자의 경우 버스, 지하철, 목욕탕 등 고온이면서 밀폐된 곳에서 홍조가 올라온다고 하는 때가 많다. 따라서 이러한 장소는 가급적 피하고, 만일 피할 수 없더라도 장시간 머물지 않도록 유의해야 한다. 특히 사우나를 자주 하거나 난방이나 히터의 열기를 자주 쐬는 것은 홍조를 유발시키는 원인이 되므로 공중목욕탕보다는 집에서 샤워를 하는 것을 권하고, 실내나 차안에서 히터나 난방을 과하게 틀지 않고 적절한 온도를 유지하는 것이 좋다. 특히, 여름에 햇빛이 심해지면서 홍조양상도 심해지는 경우가 많은데 이는 열과 자외선으로 인해 상열감이 심해지고 피부가 자극을 받아 착색되기 때문이다. 따라서 여름에는 너무 오랫동안 밖에 나가있지 않도록 하고, 외출시에는 자외선 차단을 위해서 반드시 선크림을 바르거나 선크림도 자극이 되는 민감성 피부인 경우 모자나 양산을 반드시 사용하여 자외선이나 햇빛의 열기를 차단하는 것이 좋다.

간혹 취침 시 전기장판이나 뜨끈한 온돌 위에서 자다 홍조가 생겼거나 심해진 경우도 있으므로 추운 겨울이라도 밤중에 몸에 열을 지속적으로 가하는 것은 삼가는 것이 좋다.

3. 좋은 것은 얼굴에 양보한다

홍조는 열이 반복적으로 오르기 때문에 이차적으로 건조증, 가려움증, 따갑거나 쓰린 증상들이 동반되는 경우가 많고 피부가 예민하기 때문에 화장품을 사용함에 있어서도 민감한 반응이 나타나는 경우가 많다. 홍조환자들 중에 실제로 새로운 화장품이나 팩을 썼다가 치료 도중 갑자기 홍조양상이 심해지거나 피부가 예민해져서 '피부가 뒤집어졌다'고 호소하는 경우가 때때로 발생한다. 따라서 화장품 선택이라든가, 평소 관리를 신중히 하는 것이 좋다. 화장품은 가급적 화학제품이 들어가지 않은 순한 제품을 사용하는 것이 좋고, 자연친화적인 제품, 세안제 등을 써야 한다. 또한 새로운 화장품을 사용하는 경우 처음에는 얼굴 전체에 바르지 말고 일부분에 발라서 하루정도 그 경과를 지켜보고 괜찮다고 판단되면 전체적으로 사용하는 것이 좋다.

천연재료를 이용한 천연팩도 도움이 될 수 있는데, 열을 내리는데 도움이 되는 오이, 알로에겔, 녹차, 양배추, 감자 등을 직접 갈아서 20분 정도 얼굴에 붙였다가 떼어내게 되면 수분공급과 함께 열을 내리는 효과가 있다. 다만, 특정 물질에 알러지 반응이 없는 경우에만 도움이 될 수 있으며, 신선한 무농약 제품을 사용하되 주 1~2회 정도 해주는 것이 좋다.

홍조환자들은 평소에도 열로 인해 피부가 건조하기 때문에 스킨이나 수분크림, 팩을 이용하여 열을 식혀주고 보습을 많이 해주는 것이 좋다.

4. 술, 담배는 피한다

우리나라는 알코올 소비량이나 독주음주율이 세계에서도 늘 상위에 오를 만큼 음주문화가 발달(?)하였다. 실제로 환자들의 음주횟수를 물어보면 남성들의 경우 보통 주 2~3회, 많은 경우 거의 매일 마시다시피 하는 경우도 있어 진찰 시 놀랄 때가 많다.

술은 몸 안에 열을 발생시키는데 특히 피부온도를 상승시키며, 혈관을 확장시키기 때문에 홍조환자들의 경우 조금만 마셔도 붉어지는 경우가 많고, 잦은 음주나 과음이 반복되면 모세혈관이 일시적으로 늘어나는 것이 아니라 지속적으로 확장되고 간열이 발생되어 얼굴의 열감이 심해진다. 또한 술은 모든 염증을 악화시킨다고 알려져 있어 홍조와 염증성 피부질환이 같이 있는 경우에는 더욱 주의해야 한다. 특히 코에서 모세혈관확장증이 발생하면 '주사비'라고 하는 딸기코가 될 수 있으며, 여기에 염증반응까지 더해져 농포까지 형성되면 치료가 매우 어려워진다.

담배의 경우도 마찬가지다. 담배의 백해무익이야 말할 필요도 없겠지만, 담배를 피우게 되면 무려 4천 700여 가지의 건강에 해로운 성분이 폐와 기관지에 작용하는 것은 기본이고, 혈압을 상승시키고, 상열감이 심해지게 된다. 또한 담배 내의 타르 성분이 혈관상태를 악화시키고 폐기운을 더욱 건조하게 하여 피부 또한 건조하게 만든다. 특히 홍조환자에게는 혈관탄력성이나 수분조절력에 영향을 끼쳐 열을 발생시키거나 혈관확장을 지속시킬 수 있다.

5. 스트레스와 화를 관리한다

'화의 시대'라고 할 만큼 현대인들은 각종 스트레스를 받고 살고 있다. 만병의 원인이 스트레스라고 할 만큼 스트레스는 모든 질병을 일으키는 주범으로 꼽히고 있다. 너무나 빠르게 돌아가는 세상 속에서 여유가 없이 살다보니 자신의 마음을 바라볼 수 있는 시간을 제대로 갖지 못한 채 학업 스트레스, 직장생활로 인한 스트레스, 동료 간의 스트레스, 경제적 스트레스, 인간관계에서 오는 스트레스들을 받고 있으며, 요즘에는 어린아이들까지도 심각한 스트레스에 노출되어 있는 것이 사실이다.

실제로 스트레스를 만성적으로 혹은 일시적으로 크게 받게 되면 인체에서는 각종 스트레스 호르몬들이 분비되고, 이는 중추신경계와 자율신경계에 악영향을 끼친다. 중추신경계가 영향을 받게 되면 각종 내분비 작용, 호르몬 분비에 안 좋은 영향을 주게 되어 한열의 균형이 깨질 수 있고, 자율신경계의 교감신경이 항진되면 열이 나고 혈관이 확장되거나 심장 두근거림, 불면증상, 짜증감이나 긴장감 등이 쉽게 동반될 수 있다.

특히 화를 자주 내게 되는 경우 한방적으로 간울화가 발생하게 되면서 열이 심해질 수 있고, 화낼 때도 마찬가지로 교감신경이 항진되므로 홍조가 발생되는 원인이 될 수 있다.

생활 속의 스트레스나 화를 관리하는 방법에는 여러 가지가 있는데, 친구와 수다를 떨고 마음을 위로받거나 자신이 좋아하는 취미 활동을 꾸준히 하는 것도 좋다. 이외에 명상법, 단전호흡법, 음악요법, 운동, 예술 활동이나 관람, 여행, 자연을 자주 접하는 것들 모두 도움이 된다. 스트레스를 어느 정도 받는 것은 오히려 삶의 활력을 유지하는데 도움이 된다고 알려져 있으나, 내가 견딜 수 있는 범위 밖의 지속적이거나 과도한 스트레스는 평소 본인만의 스트레스 관리법을 개발하여 과도한 정도이상이 되지 않도록 하는 것이 좋다.

____ 6. 운동과 반신욕을 올바르게 한다

홍조환자들의 경우 운동만 하면 홍조가 올라온다는 이들이 있는데, 이는 고강도의 운동을 하거나 쉬지 않고 지속적으로 운동을 하면 열이 일시적으로 많이 발생하고 혈관이 확장하면서 홍조가 쉽게 생기기 때문이다. 운동을 오랫동안 하지 않았거나 땀구멍이 노폐물로 막혀있으면, 운동 시 땀이 나지 않아 열이 배출되지 않고 특히 위로만 열이 몰리게 되는데, 이러한 상황이 지속적으로 반복되면 혈관이 점차로 확장되어 평상홍조양상이 심해질 수 있다. 또한 바깥 기온이 차거나 바람이 많이 부는 곳, 밀폐된 고온의 공간에서 운동히는 것도 열을 더 발생하거나 혈관을 확장할 수 있다.

운동은 혈관상태를 강화하고 순환상태를 개선하면서 땀으로 열을 배출하는 기능이 있기 때문에 길게 본다면 홍조자체에 도움이 된다고 보고 있으므로 아예 금할 필요는 없다. 그렇지만 홍조를 유발하지 않는 범위 내에서 하는 것이 중요하다. 따라서 운동을 하는 경우 가벼운 운동을 택하되, 5분 단위로 쉬어가면서 운동을 하는 것이 좋고 적절한 온도와 환기가 되는 환경에서 운동을 하는 것도 중요하다. 특히 체지방률이 많은 경우에 홍조양상이 심해진다는 연구결과가 있기 때문에 적절한 체지방률을 유지하는 것이 좋다.

반신욕은 몸속 노폐물을 제거하고 인체의 기 흐름을 원활하게 하기 때문에 피로와 긴장을 푸는데 도움이 된다. 그렇지만 몸 자체가 열성으로 인한 홍조환자들은 반신욕이라도 피하는 것이 좋다. 반신욕은 손발과 복부가 특히 냉하면서 위로만 열이 뜨는 상열하한증 환자들의 경우에 한해서 도움이 될 수 있다.

반신욕을 할 때는 복부까지, 혹은 족욕 형태로 아랫부분을 위주로 하여 위로 열이 뜨지 않도록 하는 것이 좋다. 또한 고온에서 과도하게 하여 무리하게 땀을 내거나 오랫동안 하는 것은 열이 더 오를 수 있으므로 15분 이내로 38~39도 정도의 온도로 하는 것이 좋다.

7. 바른 걸음걸이와 자세를 유지한다

최근 자세를 교정하고 바르게 걷는 것이 건강을 유지하는데 매우 중요하다고 사람들이 인식하면서 주목받고 있다. 실제로 올바르지 않은 자세는 모든 병의 원인이 될 수 있고, 특히 척추관련 질환, 내분비 질환, 관절 질환, 통증 질환 등에 영향을 끼친다고 알려져 있고, 실제로 홍조에도 영향을 준다.

홍조환자들의 경우 특히 가슴이나 등이 굽어져 있거나 목이 앞으로 나와 있는 거북목 형태 등 척추가 바르지 못한 상태의 자세나 어깨나 목에 긴장이 들어가 있는 자세를 가지고 있는 경우가 많은데, 이는 목과 어깨 근육을 뭉치게 만들고 위아래 순환 상태를 저해시켜 위에 열이 몰리도록 할 수 있다. 따라서 앉을 때나 걸을 때나 목을 앞으로 내밀지 말고 턱을 약간 뒤로 당기면서 척추를 바로 펴고 어깨와 목에 힘을 뺀 자세를 유지하도록 하는 것이 좋다.

특히 많은 이들이 컴퓨터를 사용하여 일을 하게 되면서 컴퓨터 높이가 눈의 높이보다 아래로 향해 있으면 계속 목을 숙이게 되고 어깨가 긴장되기 때문에 의자높낮이를 맞추거나 컴퓨터를 높임으로써, 자세를 바르게 할 수 있는 높이를 설정하는 것이 좋다.

또한 팔자걸음이나 안짱걸음처럼 바르지 못한 걸음걸이도 몸속의 내분비 호르몬 균형을 깰 수 있으므로, 올바른 자세나 걸음걸이를 갖고 있는지 한번쯤 확인해보는 것이 좋다.

___ 8. 일찍 잠자리에 들고, 양질의 수면을 취한다

수면의 효과는 생각보다 크다. 적절한 수면을 취하게 되면 잠을 자는 동안 몸의 에너지 낭비가 최소화되어 신체활동에 필요한 에너지를 절약하고 젖산이나 활성산소를 해독, 정화하기 때문에 하루의 피로가 풀린다. 또한 뇌를 쉬게 하면서 감정 및 기억을 처리하거나 정리하고, 중추신경계와 자율신경계의 균형을 맞추는 데 있어 중요한 역할을 한다. 피부 또한 알게 모르게 낮 동안 각종 자극에 의해서 악화되기 마련이므로, 수면동안 재생이 되고 유수분의 균형이 맞춰지게 된다.

홍조환자들의 경우 불면증을 경험하는 사람이 많은데, 이러한 경우 자율신경계가 균형을 잃게 되고 만성피로감이나 두통, 어지럼증, 기억력 저하 등을 호소하게 되고, 매우 예민해지고, 짜증이 쉽게 나는 등의 감정조절에 대한 문제로 힘들어하기도 한다. 또한 피부는 더욱 건조해지고 푸석해지면서 상열감이 점차 심해져 눈까지 충혈되는데, 이는 한방적으로 음이 충분히 형성되지 못하고 간혈이 자양되지 못해서 생기는 '상화'라고 본다.

특히, 요즘에는 늦은 시간에 잠을 자거나 교대근무로 낮밤이 바뀐 생활을 하는 경우에 몸의 균형이 깨어지면서 나타나는 홍조환자들이 많다. 따라서 낮밤이 바뀐 생활은 가급적 피하는 것이 좋다. 밤샘은 금물이며, 가능한 저녁 10시~11시에는 취침할 수 있도록 하며, 수면에 문제가 있다면 홍조와 동시에 수면장애를 같이 치료하는 것이 좋다.

9. 물을 충분히 섭취한다

물은 인체의 생존에 필요한 필수요소이자, 신진대사나 대사반응에 있어 필수적이며, 피부와 각종 장기가 기능하고 유지하는데 반드시 필요한 성분이다. 또한 각종 영양소와 산소 등을 인체 내에 공급하고 대사의 찌꺼기, 노폐물을 배설하게 하는데도 필수적이다.

일반 성인의 경우 2.5리터의 물을 땀, 소변, 호흡으로 배출하는데 깨끗한 물을 그만큼 보충하지 않으면 인체의 대사 상태가 원활하지 못하여 질병상태에 놓일 수도 있다. 몸에선 소변 외에도 호흡, 땀 등으로 계속해서 수분을 배출하므로 이를 보충하기 위해서 성인은 최소한 하루 1.5리터 이상의 물(하루 8잔 정도)을 습관적으로 마셔주어야 수분 보충에 무리가 없다고 할 수 있다.

현대인들은 커피, 음료수, 차 등으로 수분을 섭취한다고 생각한다. 그러나 카페인과 당분은 오히려 체내에서 수분을 배출시키고, 담배나 술도 세포에서 수분을 빼앗으므로 적절한 양을 마셨더라도 수분부족현상을 일으키기 쉽다. 또한 냉난방이 되는 환경, 자외선이 강한 햇빛 등에서도 수분은 많이 빠져나간다.

특히 피부세포는 28일을 주기로 새로 생성되고 탈락하는 과정을 거치는데, 이때 수분이 충분하지 않으면 각질이 탈락되지 않고 각질층을 형성하며, 수분이 부족해지면 피부에 열이 더욱 쉽게 발생되기 때문에 충분한 수분섭취를 통해서 피부의 보습막이 일정수준 형성되도록 하는 것이 중요하다.

홍조환자들의 경우 홍조로 인해 열이 많아 수분이 쉽게 빠져나가게 되고, 이로 인해 각질이나 건조감을 매우 심하게 느끼는 때가 많은데, 이런 경우 물을 충분히 섭취하지 않게 되면 열독이나 각질, 건조감이 더욱 심해지거나 노폐물이 빠져나가지 못해 염증까지 쉽게 유발될 수 있다. 따라서 열이 많은 홍조환자들은 일반적인 경우보다 조금 많은 2리터 정도(10잔)의 수분을 생수로 섭취하도록 하고 가급적, 음료수나 커피, 차, 술로 수분을 보충하는 일은 삼가는 것이 좋다.

한방에서는 '음양탕'이라는 물이 있는데, 처음에 온수로 반을 채우고 다음에 반을 냉수로 채우는 것을 말하며, 음양탕은 내부에서 대류현상을 일으켜 인체에서 신진대사를 활발하게 하고 상하한열을 조절하는 역할을 하게 된다. 따라서 상열하한증이 있는 홍조환자들은 음양탕으로 온수와 냉수를 섞어 마시는 것이 좋다.

홍조에 좋은 운동법

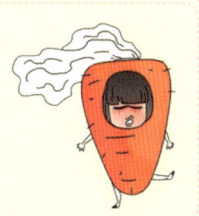

수승화강이라고 하는 건강원리가 있다. 신장의 수기水氣가 위로 올라가 심화心火를 식혀주어 늘 머리가 시원하고, 심장의 화기火氣는 아래로 내려와서 복부와 손발이 따뜻한 상태를 말한다. 이때 우리 몸은 질병에 대해서 저항력과 자연치유능력이 극대화된다. 수승화강이 제대로 되지 않으면 열이 위로 올라가 머리는 아프고, 복부와 손발이 차가운 음허화동陰虛火動 상태가 된다. 이는 우리 몸의 저항력이 극도로 저하됨으로써 모든 질병에 노출된 상태라고 할 수 있다.

다음에 소개하는 운동은 기본적으로 수승화강이 잘 이루어지도록 하고, 홍조와 관련된 약화된 장부기능을 돕는 운동법이다. 아침에 일어나서, 혹은 자기 전에 조금만 시간을 투자해서 꾸준히 반복하면 홍조증상의 완화에 도움이 될 것이다.

단전강화 운동

◎ 단전호흡법

단전이라 부르면 배꼽 밑 3센티미터쯤 되는 부위를 말하는데, 쉽게 말해 아랫배라고 생각하면 된다. 신체의 무게중심, 파워존, 코어와 같은 현대스포츠에서 쓰이는 용어를 좀 더 정교화한 개념이라고 볼 수 있다.

단전과 관련하여 한의학에서는 세 개의 혈이 존재한다고 보는데, 각각 관원, 석문, 기해가 그것이다. 기해와 관원혈은 한의학에서 전통적으로 단전으로 여겨왔던 곳이고, 석문혈은 두 혈 중심에 있는 곳이며 여성은 자궁구가 위치하는 곳으로 석문호흡이 유행하면서 단전으로 보기 시작했다.

도교적 관점으로 들어가면 단전은 다시 상단전, 중단전, 하단전으로 구분되는데, 여기서 말하는 상단전은 뇌(인당)를 뜻하며, 중단전은 심장(단중), 마지막으로 하단전이 우리가 말하는 단전이다.

단전호흡은 전체적으로 복식으로 하는 호흡과는 달리 특히 단전에 중심을 두고 하는 호흡을 말하며, 단전이란 부위가 강화되면 수승화강의 힘이 더욱 강해진다고 볼 수 있다.

- 먼저 베개는 베지 않고 온 몸이 모두 가볍게 바닥에 닿도록 누운 상태에서 양 엄지발가락을 서로 붙이고 손은 가볍게 단전에 올려놓는다.
- 온 몸을 이완하되, 의식적으로 항문을 조여 기氣가 새나가지 않도록 한다.
- 아랫배 단전만 오르락내리락 하며 단전호흡을 시작한다.
- 숨을 들이쉬면서 단전 부위를 부풀리고 숨을 내쉬면서 꺼뜨리는데, 배 전체에 힘을 주지 말고 풍선 부풀리듯 단전 부위만 힘을 가하는 것이 요령이다. 자신의 윗배가 움직이는지 주의 깊게 관찰하면서 하면 더욱 정확하게 할 수 있다.
- 의식은 항상 단전에 두고 숨 쉬는 행위에만 집중하면서 호흡해야 한다.
- 처음 호흡을 할 때에는 몸과 마음을 비워내기 위해 7:3 정도로 날숨을 약간 길게 하되, 차츰 날숨과 들숨의 비율을 고르게 5:5가 되도록 조절한다.
- 호흡의 길이는 자신이 할 수 있는 만큼만 하고, 억지로 늘리지 않도록 한다.

◎ 단전치기

단전치기와 장운동(단전 쓸어내리기)은 아랫배와 장을 튼튼하게 하고 단전을 강화하는 운동으로, 매일 하면 소화가 잘 되고, 변비에 도움이 되고, 몸의 중심이 막혀 있던 부분을 소통시키기 때문에 위의 열감이 완화되고 피부가 고와진다. 또 단전에 기운이 모이면 복부가 따뜻해지고 뱃심과 자신감이 생긴다.

 단전치기는 배를 두드릴 때 발생하는 진동으로 장기에 눌러 붙은 노폐물을 털어내는 작용을 하는데, 방법은 다음과 같다.

- 다리는 어깨 너비로 벌리고 상체는 장기가 눌리지 않게 곧게 펴준다.
- 어깨와 상체에 힘을 빼고 아랫배에 살짝 힘을 준다.
- 무릎을 살짝 구부리며 양손으로 가볍게 두드린다.
- 배가 북이라고 생각하고 '둥둥둥' 때린다.
- 단전이 단련됨에 따라 두드리는 강도와 횟수를 높인다.

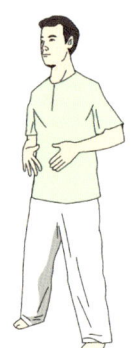

◎ 단전 쓸어내리기

- 자리에 누워서 다리는 어깨 넓이로 벌린다.
- 손을 비벼 뜨겁게 하여 단전을 시계 방향으로 쓸어준다.
- 단전 부위가 차갑다면 양손을 배꼽부위에 가만히 올리고 손의 온기가 배 안쪽으로 전달되는 것을 가만히 느껴본다.
- 배가 어느 정도 따뜻해졌다면 양손을 단전에 모으고 천천히 배로 숨을 들이마시고 내쉬는 복식호흡을 5회 이상 반복한다.
- 가슴에서부터 단전까지 손바닥으로 둥글게 원을 그리며 쓸어내리면서 마무리한다.

◎ 항문호흡

안정적으로 정신과 우리 몸의 오장육부가 조화를 이루게 하여 건강증진 및 질병예방에 탁월한 효과가 있으며, 수승화강이 저절로 이루어지기 때문에 홍조완화에 도움이 된다.

- 우선 긴장을 풀고 빙그레 웃는 얼굴로 편안한 자세를 취한다.
- 평상시 호흡하는 것처럼, 호흡을 의식하지 않고 자연호흡한다.
- 항문을 조인다. 그런 다음 항문 근육의 긴장을 푼다. 항문 근육을 쭉 당기게 되면 엉덩이 뒤쪽 근육이 배 앞으로 몰리는 듯한 느낌이 드는데, 하복부가 들어가게 되는 때 항문을 조이고 하복부가 나올 때 이완시키도록 한다.
- 괄약근을 조인 다음에 풀어 주는 동작이다. 쉽게 항문을 조였다 풀었다를 반복한다.
- 항문호흡은 TV시청 시간이나 운전 중 신호 대기, 대중교통을 이용하는 경우, 무료한 시간 등 일상생활을 하면서 행할 수 있다는 장점이 있다.
- 간단한 방법이지만 잊지 않고 규칙적으로 매일 하는 것이 중요하므로 습관화하는 것이 가장 좋은 방법이다.
- 항문을 조이되 억지로 힘을 주면 안 되며, 이완된 상태에서 자연스럽게 조여야 한다.

____ 열 내리는 운동

홍조는 넓은 의미에서 내부의 열이 위로 뜨면서 나타나는 증상으로 볼 수 있기 때문에 열을 내리는 운동이 홍조에 도움이 된다.

◎ 앉았다 일어서기 운동(스쿼트squat 운동)

하체근력을 키우는 대표적인 운동으로, 하체부분을 중점적으로 강화시키는 훈련들은 기본적으로 혈액이나 기운의 중심을 아래로 내려오게 하므로 열을 내리는 효과가 있다. 방법은 다음과 같다.

- 이완된 상태로 바로 서는데, 이때 어깨 넓이로 발을 벌리고 양팔은 몸에 가볍게 붙인다.
- 숨을 들이쉬면서 그대로 무릎을 굽혀 상반신을 내린다. 이때 굽힌 무릎이 발끝으로 나가지 않도록 엉덩이를 뒤로 충분히 빼주되, 상체를 가능한 똑바로 세우도록 한다.
- 허벅지와 바닥이 평행을 이룰 때까지 허리를 낮춘다. 그리고 가능하면 평행 상태에서 1초 정도 머문다. 숨을 뱉으면서 무릎과 등을 세우면서 허리를 올린다.

◎ 코브라 자세

요가의 코브라 자세는 폐의 압박을 줄여주기 때문에 폐와 심장의 기능을 활발하게 해주고 폐 세포 속을 신선한 공기로 가득 채워준다. 또한 신장, 방광기능을 강화하고 엉덩이와 허벅지 근육을 튼튼하게 함으로써 열을 내리는 작용을 한다.

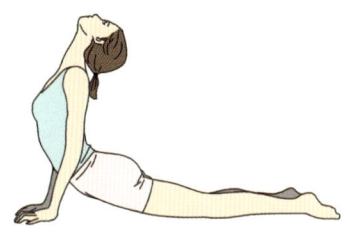

- 바닥에 배를 대고 엎드린 후 두 다리를 가지런히 모으고, 두 손은 겨드랑이 가까이 짚고 턱은 바닥에 댄다.
- 숨을 들이쉬면서 천천히 머리와 어깨, 가슴을 들어 올리는데, 전체적으로 상체를 천천히 밀어내는 느낌으로 한다.
- 숨을 내쉴 때 팔꿈치를 쭉 펴고 손으로 바닥을 밀어 상체를 최대한 세운다. 이때, 가슴은 활짝 펴고 고개를 뒤로 젖혔다가 다시 정면을 바라보면서 10~20초간 자세를 유지한다.
- 내려올 때는 올라갈 때와 반대로 숨을 들이마시면서 상체를 천천히 바닥으로 내린다.
- 위와 같은 과정을 2~3회 반복한다.

___ 머리 순환 운동

홍조의 발생에는 혈관확장을 촉진하고 열분해에 중요한 효과 작동

자로 보이는 시상하부뉴런의 변화가 일정부분 관여한다고 보고 있다. 뇌파의 상태와도 연관되는 만큼 머리의 순환상태나 뇌신경의 활성화가 홍조에 영향을 끼친다. 따라서 신경을 많이 쓰거나 두뇌 활동을 많이 하는 사람일수록 머리 순환 운동을 꾸준히 하면 홍조 완화에 도움이 된다.

◎ **목 운동**

목 쪽에 긴장을 많이 하거나 뭉쳐있는 경우에는 머리 쪽까지 산소 공급, 혹은 기혈순환이 원활하지 않기 때문에 위로 쉽게 열이 뜰 수 있다. 머리를 많이 사용하거나 사무실에서 오래 앉아 컴퓨터 작업을 하거나 목 디스크가 있는 경우에는 반드시 하루에 몇 차례씩 목 운동을 하는 것이 좋다.

- 머리 뒤에 깍지를 끼고 머리를 최대한 앞으로 숙인다. 이 상태를 5초가량 유지한다.
- 턱 밑에 양 엄지손가락을 대고 입을 다문 상태에서 머리를 최대한 뒤로 젖힌다.
- 머리를 옆으로 숙여 목을 늘린다. 어깨 근육이 당기는 느낌이 들도록 해야 한다.
- 뒤로 젖힌 상태에서 머리를 좌우로 돌리는데, 이때 머리를 최대한 어깨와 등 근육에 붙인 상태로 천천히 돌리는 것이 중요하다.

◎ 머리 지압

머리에는 수많은 혈자리들이 있는데, 두피에 존재하는 혈자리들을 자극하는 것만으로도 뇌신경을 활성화하는 데 도움이 되어 뇌혈류 흐름을 활성화하고, 뇌파 안정에 도움을 준다.

- 척추를 바로 세운 앉은 자세를 취하고 머리, 목, 어깨의 긴장을 풀어준다.
- 손가락 끝을 이용하거나 두피 지압기를 이용하여 적당한 압력으로 두피전체를 꾹꾹 눌러가면서 골고루 지압을 해준다.
- 혹은 두드리는 타법으로 전체를 마사지해도 좋다.

◎ 물구나무 서기

직립보행을 하는 인간은 가끔씩 머리를 아래쪽으로 하는 자세를 통해서 혈액을 머리에 보내어 뇌에 산소나 혈액을 충분히 공급하게 되면 집중력이나 기억력 향상에 도움이 되고, 피부를 맑게 하는 효과가 있다. 특히 정신노동을 많이 하는 경우에 도움이 된다.

- 처음에는 보조자가 같이 있는 것이 좋고, 매트를 깔고 벽 가까이 가서 준비자세를 취한다. 이때 보조자는 수행자의 옆에 가서 서도록 한다.
- 벽에서 약 10~15센티미터 정도 떨어진 위치에서 이마를 땅에 대고 무릎을

- 구부려서 가슴에 끌어 당겨 웅크린 자세를 취한다. 양손은 깍지를 껴서 가볍게 머리 뒤쪽에 대고, 양손과 양 팔꿈치가 정삼각형을 이루게 한다.

- 양발을 모은 상태에서 엉덩이를 최대한 들어 머리와 엉덩이, 양발이 산 모양이 되게 한다. 이때 발을 벽 쪽으로 가볍게 끌어와 양발이 최대한 당겨졌을 때 숨을 들이쉬면서 하체를 들어 올린다.

- 자세가 완성되면 처음에는 경추의 만곡을 그대로 유지해서 목에 무리가 가지 않도록 이마 쪽이 바닥에 닿게 한다. 익숙해지면 정수리 쪽이 직접 바닥에 닿게 하여 백회를 자극하도록 한다.

- 내려올 때는 반드시 한 다리씩 내려서 몸에 무리가 가지 않도록 해야 한다.

- 벽에 대고 서는 것이 익숙해지면 이제는 보조자 없이 벽에 혼자 서는 연습을 하도록 한다.

복부, 손발이 따뜻해지는 운동

상열하한증 환자들 중 대부분이 복부나 손발은 차고 위로만 열감이 있다고 하는 경우가 많다. 이런 경우 홍조가 나타날 때 더욱 냉해지므로 복부나 손발을 따뜻하게 하면 위의 열감이 내려가는 효과가 있다.

◎ 누워서 손발 털기 운동(모세관 운동)

얼마 전 모 방송에서 '전지현운동'으로 알려진 손발 털기는 모세혈관을 건강하게 해주고 말초혈관을 확장시켜 혈액순환을 촉진시킨다. 인체에는 약 51억 개의 모세혈관이 있는데 이 중 38억 개가 팔다리에 집중돼 있으므로, 손발 털기로 팔다리에 집중되어 있는 모세혈관을 자극하면 혈액순환이 촉진되고 어혈을 제거할 수 있어 순환 상태 개선에 도움이 되어 수족냉증에 도움이 된다.

특히 우리는 대체로 서거나 앉아서 생활하기 때문에 신체의 노폐물들이 아래로 쌓이기가 쉬운데, 누워서 손발을 위로 향하게 해서 털어주기를 하면 체내에서 떨어진 노폐물이 배설물과 함께 배출되고 하체를 많이 사용하지 않아 횡격막 윗부분에 많이 머물러 있는 혈액이 몸 전체로 고루 이동해 기혈의 막힘이 해소되는 데 좋다.

- 누워서 팔다리를 천장을 향해 쭉 뻗는다.
- 손바닥이 서로 마주 보게 한 상태에서 팔다리를 신나게 털어준다.
- 한참 흔들다가 팔다리를 바닥으로 툭 떨어뜨리는데 발뒤꿈치가 아닌 새끼발가락쪽으로 내린다.

◎ 복부 데우기 운동

복부가 냉한 경우에는 찜질팩이나 찜질돌 등으로 온찜질을 하는 것도 좋고, 마사지를 해주어 복부를 데우는 것도 도움이 된다.

- 먼저 찜질팩이나 찜질돌 등을 이용하여 복부를 데워준다.
- 손을 문질러 온도가 높아지도록 한다.
- 복부에 손을 대고 배꼽 아래부터 시작하여 약간 압력을 가하면서 시계방향으로 둥글게 돌리면서 마사지를 해준다.
- 반복하면 되고, 손가락 끝을 이용하여 꾹꾹 눌러주면 장기능을 더욱 활성화시킬 수 있다.

◎ 발끝 치기 운동

발끝 치기에 대한 효과에 대해서 요즘 방송에서 많이 나온 이후에 주변에서 지속적으로 하면서 건강이 좋아졌다는 이들을 종종 볼 수 있다. 실제로 발끝치기를 5분정도 하게 되면 손발이나 복부가 냉한 사람은 열이 생기고, 혈당 수치가 떨어지거나, 척추관련 통증이 완화되는 효과 등이 나타난다고 알려져 있다.

발끝 치기 운동은 발 요가 중 하나로 이 외에도 발목 돌리기, 발끝 당기기, 발바닥 두드리기 등의 운동법이 있다. 발 요가를 하면 뭉쳐

있던 발 근육을 풀어주고 부기를 뺄 수 있으며, 혈액순환을 촉진시켜 피로를 완화하는 데도 효과적이며, 특히 내부는 차고 상부나 피부의 온도만 상승되는 상열하한증 홍조환자들에게 좋다.

- 바닥에 눕거나 앉아 발뒤꿈치를 붙인다.
- 발끝을 '탁' 소리가 나도록 부딪히면 되는데, 발을 벌려 바닥에 닿을 때는 새끼발가락이 바닥에 닿도록 해야 한다.

심장 강화 운동

홍조환자들 중 심장의 기능이 약한 경우에 순환상태가 좋지 않고 신하가 잘 발생될 수 있어 더욱 예민하고 소심해지기 쉽다. 따라서 심장기능을 강화하는 운동을 꾸준히 하면 홍조양상의 완화에 도움이 된다.

기본적으로 유산소 운동은 심폐기능을 강화시켜주는데, 가볍게 할 수 있는 유산소 운동으로는 자전거 타기, 빠르게 걷기나 가볍게 뛰기, 줄넘기, 인라인 스케이트, 수영 등이 있다. 이외에 가슴을 확장시키고 펴는 동작을 꾸준히 하는 것도 심장기능을 강화하는 데에 도움이 된다.

◎ 가슴 확장하고 펴기

- 시선을 전방을 향하게 하고 양 손은 머리 뒤로 깍지를 낀다.
- 양 팔을 팔꿈치 뒤쪽으로 젖혀 가슴을 편다.

◎ 가슴과 어깨 펴기

- 다리를 어깨 너비로 벌리거나 의자에 정 자세로 앉는다.
- 두 손을 머리 뒤에 놓고 깍지를 낀다.
- 팔꿈치를 뒤쪽으로 탁탁 당기며 펴준다.
- 약 3초간 자세를 유지하다 천천히 깍지를 푼다.

스트레스 해소하는 운동

◎ 몸통틀기

스트레스를 받게 되면 허리와 등 근육에 긴장이 생기고 피로가 더욱 가속화되기 때문에 해당부위의 긴장이나 피로를 풀어주면 스트레스 완화에 좋다. 특히 오래 앉아서 일하거나 생활하는 경우에 도움이 많이 된다.

- 등을 곧게 펴고 의자에 앉는다.
- 상체를 비틀어 의자의 등받이를 양손으로 잡고, 비틀 때 등을 곧게 편다.
- 10초간 유지하며, 좌우로 10회씩 실시한다.

◎ 팔 뻗기

스트레스가 많은 경우 손, 팔, 특히 어깨가 뭉치게 되어 피로를 쉽게 느낄 수 있기 때문에 해당부위의 긴장이나 피로를 풀어 주면 스트레스 완화에 도움이 된다.

- 등을 곧게 펴고 의자에 앉는다.
- 손가락을 깍지 낀 후 손바닥이 위를 향하도록 팔을 편다.
- 숨을 들이마시면서 양손을 높이 뻗고 숨을 멈추며 5초간 유지한다.
- 팔을 내리고 머리를 앞으로 숙이며 힘을 뺀 상태에서 5초간 쉰다.

소화기 강화 운동

소화기가 약한 경우 상하소통을 막게 하여 홍조양상에 더욱 악영향을 끼친다. 자주 체하거나 더부룩하거나 가스가 차는 등의 증상이 동반된 상태라면 소화기부터 강화해야 홍조증상이 좋아질 수 있다.

◎ 다리 접고 뒤로 눕기

- 두 다리를 접어서 누운 후 양 팔꿈치는 바닥에 밀착해준다.
- 가슴을 열고 상체를 눕혀서 정수리를 바닥에 닿게 한다.
- 이때 양쪽 무릎이 닿도록 하고, 호흡을 하다가 팔꿈치를 짚고 천천히 상체를 일으켜 세운다.
- 이때 무리하지 않고 천천히 눕히고 일으키도록 한다.

◎ 고양이 자세

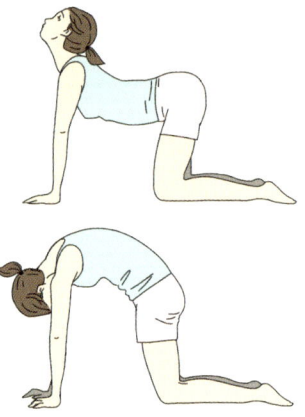

- 기는 자세로 두 손과 무릎을 각각 어깨 너비 만큼 벌린다.
- 숨을 들이마시면서 고개를 뒤로 젖히고 허리를 움푹하게 바닥 쪽으로 내린다.
- 숨을 내쉬면서 머리를 숙이는 동시에 복부를 등쪽으로 당기고 허리를 천장 쪽으로 둥글게 끌어올린다.
- 호흡을 정리하면서 처음 자세로 돌아와 3~5회 반복한다.

홍조에 좋은 명상법

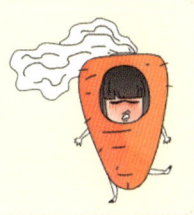

　홍조는 단순히 피부의 외부적 문제로 생기는 경우는 드물다. 대부분 내부적인 원인과 심리적인 부분에 의한 복합적인 원인으로 발생하며, 그 결과 얼굴의 피부로 드러나는 것이 특징인 질환이다.

　따라서 감정홍조가 있거나 스트레스가 심하여 내부의 화가 심화되어 나타난 홍조인 경우 반드시 마음의 관리가 동반되어야 치료도 잘 되고 재발이 쉽게 되지 않는다.

　마음관리를 할 수 있는 방법에는 여행, 취미활동, 단전호흡, 음악요법, 운동요법 등 여러 가지가 있지만, 이 중에서 가장 근본적이고 강력한 방법은 '명상법'이라 할 수 있다. 실제로 명상에 관한 효과는 이미 의학적으로 규명되고 있으며, 주된 치료보다는 보원적인 치료로 많이 쓰이고 있다.

명상은 뇌에서 분비되는 호르몬 중 가장 긍정적인 효과를 발휘하는 것으로 알려진 베타엔도르핀을 생성시키고 코티졸 같은 스트레스 호르몬 분비는 억제시킴으로써 스트레스를 해소하거나 스트레스에 대한 역치, 즉 스트레스를 견딜 수 있는 힘을 상승시킨다. 또한 깊은 명상 상태에서는 뇌파 가운데 잠잘 때나오는 세타파, 알파파가 활성화되는 등 심신이 이완되고 두뇌가 활성화된다. 더불어 부교감 신경계를 자극해 인체를 이완시켜 산소소비량을 줄이고 혈액공급을 개선하고, 심장박동과 호흡을 늦추며, 소화활동을 증가시킨다. 실제로 뇌 영상 촬영을 통해 특정 뇌 회로 기능이 향상되고, 노화에 의한 일부 뇌 영역의 축소를 어느 정도는 방지할 수 있다는 것이 증명됐다.

명상법은 목적에 따라 크게 두 가지로 나눌 수 있는데, 집중명상과 통찰명상이 그것이다. 집중명상은 마음의 고요함에 초점을 맞추는 것이고, 통찰명상은 내적인 자기관찰을 통한 현상에 대한 깨달음을 강조한 것이다.

집중명상은 호흡과 같은 특정한 대상에 머물러서 마음이 고요해진 상태를 말한다. 우리의 마음은 항상 들떠 있거나, 이곳저곳으로 떠돌아다니는데 이것이 심해지면 근심과 걱정에 휩쓸리고, 이것이 갑자기 강박적인 압박감으로 돌변하기도 한다. 이럴 때 어떤 하나의 대상에 지속적으로 머물러서 집중을 하면, 시간이 지나면서 마음은 자연스럽게 고요해진다.

집중된 고요한 상태를 '선정'이나 '평정'이라 말하기도 한다. 예를 들어, 마음이 다른 생각들로 산만하거나 불안할 때 우리는 호흡에 머무르게 함으로써 마음이 고요해짐을 느낄 수 있다. 이 과정을 정리하면 먼저 '알아차림'이 선행하고, 그런 다음에 호흡에 대한 '머물기'가 존재한다. 이렇게 알아차림과 함께 지속적으로 호흡에 머물러 있으면, 호흡에 대한 머물기를 조건으로 마음이 조금씩 안정이 되고 커다란 평화와 행복감을 경험하게 된다는 것이다. 처음 집중명상을 할 때에 우선적으로 명상의 대상을 직접적이고 구체적인 대상으로 선택하는 것이고, 언어적인 판단이나 끊임없는 생각을 멈추어야 한다는 것이다.

다음으로, 통찰명상의 가장 핵심은 나 자신의 느낌, 감각, 감정, 생각 등 우리 몸과 마음에서 일어나는 현상들을 있는 그대로 관찰하는 것으로 이를 관법(위빠사나)이라 하며, 관이란 관찰하는 것으로 주시, 바라봄, 알아차림, 통찰을 뜻한다. 이는 염지관명상법, 즉 알아차리고念, 머물러止, 지켜보기觀의 3단계 과정을 통해서 참다운 자기의 상태를 알고 시비분별의 마음을 자각하게 되면, 홍조를 유발시키는 핵심적인 원인이 되는 감정이나 홍조의 상태로부터 벗어나는 데에 도움이 될 수 있다. 그 3단계 과정을 더욱 자세히 풀어보면 다음과 같다.

제1단계, 알아차림의 단계는 깊은 심층의 심리현상을 인식하는 것이다. 대부분 이것은 감추어졌거나 억압되어서 직면하기를 거부하는 경향이 있다. 알아차림은 어렵지만 일단 가장 중요한 첫 번째 요소이다. 홍조의 상태, 느낌, 핵심적인 감정들을 토대로 지속적인 관찰을 통해서 감추어진 기저심리를 알아차리도록 한다.

제2단계, 머물기 단계는 충분히 경험하는 단계이다. 억압하거나 회피하지 않고 자기방어기제를 그대로 내려놓고 온전하게 경험하는 단계이다. 홍조와 관련된 상태, 느낌, 감정들을 온전하게 경험하고, 억압되거나 감추어진 기억이나 느낌, 감정들을 재경험하는 것을 포함한다.

제3단계, 지켜보기는 경험내용에 대해서 일정한 거리를 유지하는 것을 말한다. 관찰은 곧 거리를 둔다는 의미이고, 그 상태에서 빠져나오는 단계이며, 대상에 대한 분명한 통찰을 이루는 단계이다. 거리두기와 통찰하기, 이 두 요소를 통해서 홍조를 유발하는 핵심감정으로부터 빠져나오도록 한다.

예를 들어, 가슴의 열이 위로 오르는 느낌이 있다면, 먼저 그것을 알아차리고 그 느낌을 억압하거나 회피하지 않고 적극적으로 수용하여 충분하게 경험하는 것이 머물기이고, 그런 다음에 그것을 떨어져서 지켜보면 거리두기가 생겨나고 통찰을 이룬다. 심리학자들은 이런 과정을 '탈동일시'나 '탈융합'이라고 말한다.(탈동일시는 자신과 동일시된 감정이나 생각에서 분리되는 것을 말하고, 탈융합은 언어적이고 관념적인 거짓된 자기에서 벗어나는 것을 말한다.)

이외에도 홍조에 도움이 되는 이완법, 호흡법, 관상법 등도 도움이 될 수 있다.

___ 복식호흡을 하자

호흡은 크게 흉식호흡과 복식호흡으로 나뉘며, 아이의 경우 복식호흡을 하지만 일반적으로 나이를 먹을수록 호흡의 깊이가 짧아지면서 흉식호흡을 하는 경향이 있다.

흉식호흡은 가슴호흡으로, 가슴이 움직이고 어깨가 올라가는 짧고 얕은 호흡으로 산소와 이산화탄소의 기체교환이 충분하지 않은 불안정한 호흡이다. 그런 반면 복식호흡은 횡격막을 사용하는 호흡으로, 폐활량이 높아 기체 교환이 잘 되고, 마음을 안정시키는 효과가 있다.

실제로 호흡 상태와 마음 상태는 서로 영향을 주고받기 때문에 근심이나 걱정이 많거나 분노나 짜증이 많은 사람의 경우 더욱 얕은 호흡을 하게 되고, 마음이 안정되면 호흡도 더욱 깊어지고 안정되게 된다.

따라서 의식적으로 복식호흡을 하게 되면 강한 복압이 자연스럽게 형성되면서, 몸의 중심이 단전에 자리 잡게 돕는다. 이때 신체의 각 부위가 편안해지면서 위로 올라간 기운과 열이 단전으로 내려가게 하여 마음이 안정되고 홍조양상이 가라앉는데 도움을 주는 것이다. 두뇌에는 산소가 풍부한 맑은 혈액을 공급시켜 뇌 세포를 활성화, 신경계를 안정화시킨다.

또한 복식호흡을 하게 되면 횡격막의 움직임으로 인해 내장에 긴장과 이완을 교대로 해줌으로써 내장운동이 활발하게 되면서 소화, 흡수, 배설이 잘 되게 하며, 심장으로 되돌아가는 정맥혈의 이동이 활발해져 그만큼 노폐물의 운반과 배출이 빨라진다.

복식호흡의 방법은 바른 자세로 앉아 아주 천천히 들이마시고 내쉬고를 반복해야 하고, 들이마실 때 배를 천천히 볼록 나올 수 있도록 내밀어 주고 내쉴 때는 반대로 배가 등가죽으로 움츠러들게 하는 것이 좋다. 자신의 능력에 맞게 숨을 쉬고 욕심을 내지 말아야 하는데, 처음에는 들숨과 날숨의 길이를 같게 해주는 것이 좋다. 10초를 들이마시고 10초를 쉬었다가 10초 동안 내쉬는 것을 기본으로 하는데, 이도 무리가 된다면 조금 시간을 줄였다가 서서히 늘리면 된다.

호흡을 할 때는 가급적 코를 통해서 호흡을 하는 것이 안정적이나, 호흡을 의식적으로 조절하려는 사람이라면 코로 깊게 들이마시고, 입으로 길게 내쉬는 것도 좋은 훈련법이다.

복식호흡을 꾸준히 하게 되면 뱃속이 강화되면서 훈훈해지고 마음에서 일어나는 잡생각이나 감정적인 부침이 안정되는 것을 느끼게 되고, 머리가 맑아지거나 시원해지는 것을 느낄 수 있기 때문에 홍조에 매우 좋다. 아침저녁으로 하루 3~5분간 복식호흡을 하도록 해보고, 평소에 복식호흡을 할 수 있도록 습관화하면 더욱 좋다.

호흡을 관찰하자(호흡명상)

의식적으로 복식호흡을 하는 것도 매우 도움이 되지만, 단지 호흡에만 집중하여 관찰하는 것만으로도 우리의 몸과 마음은 고요한 상태에 접어들 수 있다. 호흡명상은 모든 명상의 가장 기본이라고 할 수 있다.

처음에 자신의 호흡을 의식하면 호흡이 답답하거나 부자연스럽게 느껴지는 경우가 많지만, 호흡을 주시하는 것에 익숙해지거나 시간이 지나면 금방 자연스러운 호흡으로 되돌아간다. 호흡은 의식이 지속될수록 고요해지고 천천히, 깊게 진행된다.

호흡을 관찰하기에 좋은 자세는 허리를 펴고 목을 뒤로 약간 당기듯이 하여 척추를 바르게 하고 온몸의 긴장을 푸는 것이다. 반가부좌 형태나 그와 비슷한 형태로 앉아도 되고, 의자에 앉아서 해도 되고, 천장을 보고 누워서 해도 되지만, 누워서 하는 자세는 호흡을 관찰하는 초기에는 그만 잠에 빠져버릴 수도 있기 때문에 앉은 자세로 하는 것이 좋다.

　손은 자연스럽게 양 무릎이나 허벅지 위에 놓거나 또는 포개서 배꼽 아래쪽에 얹어 편안하게 하고, 눈은 지그시 감는 것이 좋은데 외부의 방해요소로부터 벗어나 호흡에 더욱 집중하기 위해서다.

　준비가 되었다면 이제 들숨과 날숨을 가만히 바라보면 된다. 호흡을 관찰하는 것은 크게 두 가지 방법이 있는데, 코끝이나 코 안쪽, 가슴이나 복부 중 호흡을 가장 잘 느낄 수 있는 한곳에 의식을 집중하고 숨이 들어가고 나가는 것을 알아차리는 것, 그리고 호흡의 전 과정, 즉 코끝에서 코 안쪽, 기도를 지나 폐부위의 가슴을 지나 복부까지 공기가 들어가고 나가는 과정을 살펴보는 것이 그것이다. 대부분 초반에는 코끝에 집중하는 것이 더욱 잘 되고, 이후에 전 과정을 살펴보는 방법으로 이행하는 것이 보편적이다.

　호흡은 의도적으로 하려 하지 말고 자연스럽게 평상시대로 하고, 호흡이 들어올 때는 들어옴을 알고, 나갈 때는 나감을 의식하고 있는 것을 지속적으로 유지해나가도록 한다.

　호흡에 감정과 판단을 붙이지 말고 그냥 호흡 자체에만 마음을 기울여야 하며, 익숙해지면 호흡의 시작과 끝을 알아차리려고 노력하는 것이 좋다. 호흡을 자각하는 것을 방해하는 마음이나 생각이 떠오르면,

바로 자각하고 다시 호흡을 의식하는 것으로 돌아오도록 반복한다.

집중과 의식의 강도가 강해지면서 코끝, 아니면 몸의 특정 부위의 감각이 부각되며 어느 순간 그 느낌들이 꽉 차오게 된다. 이러한 경우는 집중이 강해지거나 통찰이 강화 되서 느낌에 변화가 찾아온 것이다. 집중이 강해지게 되면 주시하고 있던 느낌이 더욱 강력해지고 그 느낌이 온 마음에 꽉 차기도 한다.

홍조환자들의 경우 홍조증상으로 인해 심리적으로 매우 불안하고 생각이 많은 경우가 허다한데, 하루 한 번이라도 시간에 구애받지 말고 호흡명상을 꾸준히 해보면 잡생각으로부터 벗어나고 집중도를 높이는 동시에 마음을 안정화시키는 데 도움이 된다.

몸과 마음을 관찰하자

앞서 소개한 통찰법 중에서 몸의 느낌, 감각, 마음의 상태를 관찰하는 것은 매우 핵심적인 방법들이며, 홍조의 증상과 관련된 열감, 가려움증, 따가움, 냉감, 답답함, 통증 등의 증상들과 분노, 짜증, 조급함, 긴장감, 불안감, 위축감, 창피함, 당황스러움 등의 감정을 관찰하게 되면 이러한 증상과 마음으로부터 벗어날 수 있는데 크게 도움이 된다.

먼저 몸을 모두 이완하고 호흡명상 시의 자세를 취한 후 머리끝에서 발끝까지 내 몸 구석구석의 느낌을 하나하나 관찰해 나간다. 그러다보면 미세하게 어떤 부위에서 느낌이 인지가 되는데, 차례차례 느낌들을 확인하고 계속 그 느낌에 의식을 집중하도록 한다.

 집중하다보면 느낌의 변화가 일어나는데, 더 커지기도 하고 작아지기도 하고 없어지기도 한다. 이러한 변화과정에 마음이나 생각을 붙이지 말고 현상 그대로, 느낌 그대로를 확인만 하도록 한다. 점차로 진행될수록 느낌들도 차츰 안정되며, 이는 곧 홍조증상과 연결되어 증상 완화에 도움이 된다.

 마음을 관찰하는 경우 조금 더 복잡한데, 지금 현재의 내 마음상태가 어떠한지 그대로 인식하는 방법과 특정상황에 대해서 감정이나 마음이 생길 때 집중적으로 마음을 관찰하는 방법이 있다.

___ 몸과 마음을 이완하자

홍조환자들은 대부분 홍조에 대한 스트레스로 인해 긴장감이나 불안감이 많아 몸의 근육과 세포들이 뭉쳐있는 경우가 많다. 하루에 한차례 이상씩 온몸을 이완하는 방법만으로도 스트레스 및 긴장감을 해소하고 온몸의 기혈순환을 도와 위에 몰려있는 열감이 완화되는 효과까지 얻을 수 있다.

 이완요법은 스트레칭을 이용하거나 의식을 집중하여 내부의 세포까지 이완하는 방법이 있다. 먼저 스트레칭은 목을 천천히 돌리기부터 시작하여 어깨, 등, 복부를 이완하고 골반 다리까지 전신을 모두 이완하는 방법으로 큰 근육들을 풀어준다.

이후에 척추를 펴고 앉거나 천장을 보고 누운 자세에서 머리, 얼굴, 목, 가슴, 복부, 등, 골반, 다리 순서대로 해당부위에 의식을 집중하면서 긴장된 부분을 점차로 이완해나간다.

숨을 들이쉬었다가 내쉬는 기간에 더욱더 이완시키도록 하고, 의식적으로 해당부위에 집중하면서 점차로 힘을 빼 나가면 조금씩 더 이완됨을 느낄 수 있다.

건강해진 상태를 관상하자

명상법 중에 관상법이라고 상상을 통해서 이미지를 명상하는 방법이 있다. 이는 상상한 이미지를 통해서 나의 에너지를 좋은 에너지로 치환하고 의식을 깨우는 방법으로, 여러 가지가 있는데 이 중에서 홍조에 도움이 되는 방법을 살펴보자.

우선 눈을 감고 나의 이미지를 떠올려서 홍조가 없어지고 행복해진 모습을 상상하면서 내가 건강한 에너지를 유지할 수 있기를 기원한다.

그리고 특정상황에서 감정홍조가 나타나는 경우는 그 특정상황을 이미지로 떠올려서 반복적으로 그 상황에서 내가 마음이 안정되고 홍조가 나타나지 않는 모습을 상상한다. 이것은 이미지트레이닝의 기법과 유사하여 나의 무의식과 의식에 영향을 끼쳐 실제로 특정상황에서 일어나는 감정홍조의 양상에 변화를 가져올 수 있고, 줄여나가는 데 도움이 된다.

걷기 명상법

현대인들은 늘 뭔가에 쫓기듯이 조급한 마음을 가지거나, 다른 외부적인 사물이나 대상에 마음을 뺏겨서, 혹은 다른 생각에 빠져서 빠르게 걷는 경우가 많다.

걸을 때도 걷는 행위 자체와 내 마음상태에 집중하면 '걷기 명상'이라고 할 수 있으며, 걸을 때 올라오는 내 마음상태를 관찰함으로써 홍조를 유발시키는 일상적인 감정들로부터 벗어나는 데 도움이 된다.

걷기 명상의 방법은 걷고 있는 내 자신을 바라보고 걷고 있음을 알아차리고 발바닥과 걷는 행위에 주의를 기울이면서 걷는 것이다. 그리고 내 마음이 어디에 주의를 두고 있는지를 살피는데, 그 마음의 움직임과 상태를 알아차리고 걷는 데에만 마음을 집중하도록 한다.

걷기 명상을 해 보면 나도 모르게 빨라졌던 걸음걸이가 점점 안정되고 천천히 걷게 되면서 마음도 같이 고요해지고 안정되는 것을 느낄 수가 있다.

출퇴근 시, 산책 시, 혹은 등산 시에도 활용할 수 있는 명상법이니 생활에서 쉽게 할 수 있다는 점에서 접근성이 좋은 명상법 중 하나이다.

음악 명상법

뇌파에서 알파파는 긴장을 풀고 마음이 평온할 때 나오는 뇌파로 보통사람의 경우에는 깊은 명상상태에 있을 때 두드러지게 관찰되기 때문에 명상파라고 부르기도 한다. 알파파는 뇌에서 천연적으로 분비되는 엔돌핀 분비를 촉진시키는데, 그 효과로 행복감이 생기고 불안한 심정이 없어진다. 알파파가 많이 나타날수록 학습능력, 잠재능력, 창조력 등이 증진된다고 알려져 있다.

대뇌 생리학자들에 의하면, 뇌의 전기적 진동을 측정해본 결과, 알파파 상태에서는 여러 가지 반응을 관찰할 수 있다고 한다. 먼저 혼란스러운 마음이 긍정적이며 편안하게 안정되어 스트레스가 감소하는데, 그렇게 되면 자연히 마음의 수용력과 집중력이 증대되고, 또 자신감과 기억력이 현저하게 향상되기 때문에 과학자들은 적어도 하루 한 시간 정도는 뇌를 알파파 상태로 만들도록 권유한다.

이러한 알파파 상태가 유지되는 경우는 요가, 단전호흡, 명상법 이외에도 조용한 상태에서 명상 음악을 들으며 쉴 때에도 형성된다고 한다.

명상이 되는 음악의 종류에는 클래식음악, 그레고리오 성가, 뉴에이지음악, 국악, 인도 명상음악, 수피음악, 티벳음악, 자연의 소리로 만든 명상음악, 샤먼의 북소리나 찬송가, 복음성가, 흑인영가 등 무수히 많다.

일반적으로 알려져 있기를 자연의 소리 중 파도소리와 새소리, 비 오는 소리 등에서 자연적인 알파파가 가장 많이 발생하는 것으로 알려져 있으며, 자연이 만들어 내는 천연적인 효과음은 일종의 자연 치유력을 지니고 있을 뿐만 아니라 뇌를 적당히 자극해서 학습능력을 높이고 심신을 새롭게 하는 효과가 우수하다.

음악 명상법의 장점은 특별한 교육이나 연습 없이도 누구나 음악으로써 치료와 안정의 효과를 기대할 수 있다는 점에서 접근성이 쉽고 편리하다는데 있을 것이다.

따라서 스트레스나 불안감이 많거나 감정홍조가 주로 나타나는 홍조환자들의 경우나 특히 청소년기에 있는 홍조환자들의 경우는 하루에 30분 정도라도 명상음악을 통해서 심신안정의 효과와 동시에 뇌파의 안정을 통해서 증상완화에 도움이 될 수 있다.

5장
그 밖의 홍조에 관한 궁금증

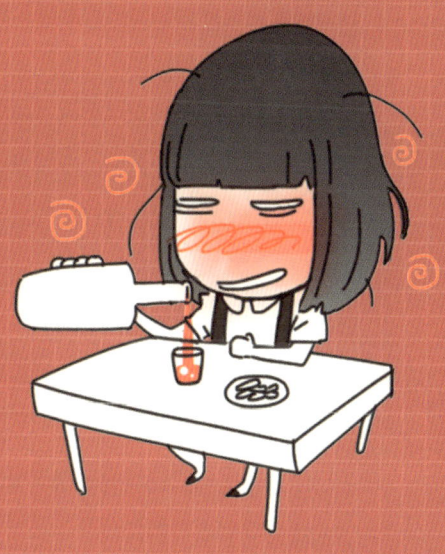

Q 홍조, 정말 완치되나요?

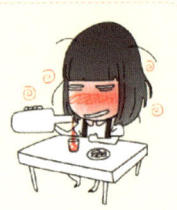

A 어떤 질환을 가진 환자이든 마찬가지겠지만, 내가 가진 증상들이 모두 소실되기 바라는 마음은 다 같을 것이다. "홍조가 정말 완치되나요?" "홍조를 치료할 수 있을까요?" 많은 환자들이 진료 시에 내게 던지는 '단골' 질문 중 하나다.

홍조는 증상의 정도나 타입, 유병기간, 체질, 치료에 대한 순응도, 피부상태 등 여러 가지 요소에 의해 치료율이 결정된다. 따라서 증상이 모두 소실되는 것을 완치라고 보았을 때, 그런 경우가 종종 있긴 하지만 대부분은 관해(일시적으로, 혹은 영속적으로 자·타각적 증상이 감소한 상태)나 호전의 상태로 증상의 정도가 매우 개선되고 좋아지나, 일부 증상이 남아 있는 정도로 치료가 되는 경우가 많다.

특히 감정홍조의 경우나 평상홍조의 경우에는 내부적인 원인 이외에도 심리적인 부분이나 혈관확장의 정도가 어느 정도 개선되느냐에 따라 치료의 정도가 결정된다.

그렇지만 완치가 아니더라도 홍조의 횟수나 지속시간, 붉은기 정도나 열감의 정도, 동반된 증상들이 80% 이상 좋아지게 되면 많은 환자들이 일상에서 크게 불편함이 없을 정도로 생활하는 경우가 많고, 만족도가 높은 편이기 때문에 무조건 완치가 아니라고 실망할 필요는 없다.

Q 치료 종료 후에 금방 재발하지는 않나요?

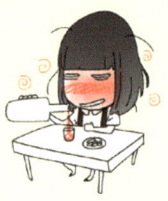

A 홍조치료 시 기본적으로 내부원인을 파악해서 그 원인을 조절하고 체질을 개선하여 면역력을 향상하는 근본적인 치료를 한다. 동시에 혈관이 확장된 부분이나 피부 외적인 부분들을 같이 치료하게 되면 증상을 나타내는 역치의 수준을 현저히 낮추기 때문에 치료를 한 후에 쉽게 재발되거나 후퇴되는 일은 드물다. 따라서 이후 일상생활에서 음식, 생활습관, 세안습관, 스트레스 관리 등 꾸준히 관리만 잘 한다면 호전된 상태가 오래 유지되고, 일상생활에 지장을 주지 않으며, 치료 전처럼 쉽게 재발하지 않는다.

그렇지만 감기에서부터 암까지, 모든 질환의 재발률이 0%가 될 수는 없듯이 홍조의 경우도 지속적인 스트레스나 좋지 않은 환경 및 식습관, 몸의 전반적인 상태 악화를 일으킬 만한 상황에 놓인다면 다시금 증상이 시작될 수 있으므로 치료가 끝났더라도 치료 과정 중에 지켰던 건강한 생활습관 및 음식습관 등을 꾸준히 유지하는 것이 무엇보다 중요하다.

특정 계절이나 환경에 의해 증상이 조금이라도 재발, 후퇴한다면 방치하지 말고 조속한 치료를 통해 다시 호전될 수 있게 관리하는 것이 좋다.

Q 가족력이 있는데 유전되는 건가요?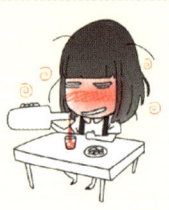

A 실제 진료를 해보면 홍조환자들의 경우 많은 사람들이 부모나 형제, 자녀들이 똑같은 증상으로 홍조를 갖는다고 이야기하는 경우가 종종 있다.

피부나 혈관 상태, 체질, 장부기능들은 유전되는 부분이기도 하고, 실제 논문자료 등에서도 홍조 유전인자를 추측하고 있어 홍조가 유전될 가능성이 매우 크다고 밝히고 있다.

> **Q 홍조를 치료하지 않고 놔두면 어떻게 되나요?**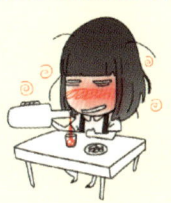

A 안면홍조를 오래 가지고 있던 이들이 치료가 안 되는 줄 알고 있거나, 이를 대수롭지 않게 여기다 병을 키워 치료받으러 오는 경우가 종종 있다. 이런 경우가 의사인 입장에서는 참으로 안타깝다.

처음에는 특정상황에서만 잠시 오르던 열감과 홍조양상이 점차로 그 시간이나 정도가 상승하게 되고, 이것이 더욱 오래되면 반복적인 홍조로 인해 점차로 혈관이 확장되기 시작하여 평상시에도 붉은기를 띠는 평상홍조로 발전되기 때문이다. 또한 얼굴에 지속적으로 열이 오르다보니 피부가 건조해지면서 각질화되기 때문에 노화가 더욱 촉진될 수 있으며, 피부색이 검붉게 변하면서 칙칙해지거나 이차적으로 피부염 형태의 피부트러블이 생기는 경우가 많다.

홍조양상은 내부적인 장부기능의 불균형으로 초래되는 경우가 많기 때문에 전신 불쾌감, 열감, 피로감 혹은 우울, 신경과민, 불안, 짜증 등의 심리적인 증상이나 가슴 두근거림, 두통, 어지럼증, 불면증 등의 증상이 동반되면서 삶의 질이 낮아지는 결과를 초래할 수도 있다.

특히 감정홍조가 오래되거나 심한 경우에는 심리적으로 홍조증상에 대한 불안감과 강박증으로 인해 이차적으로 더욱 홍조를 유발하게 된다. 이러한 심리적인 부분이 더욱 악화되면 불안증, 강박증, 우울증, 대인장애(적면공포증), 화병 등의 정신적인 증상으로 발전되는 경우도 있다. 홍조 역시나 다른 질병과 마찬가지로 조기에 치료하는 것이 좋고, 이후라도 적극적으로 근본적인 치료를 하는 것이 더욱 중요하다.

Q 반신욕이나 운동이 홍조에 도움이 되나요?

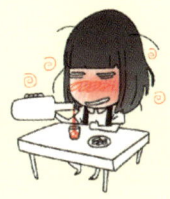

A 환자들이 종종 반신욕이나 운동을 해도 되는가에 대한 질문을 던진다. 앞서 언급했듯이, 반신욕이 무조건 좋다기 보다는 손발과 복부가 특히 냉하면서 위로만 열이 뜨는 상열하한증환자들의 경우에 한해서 도움이 될 수 있으니 기억하자.

몸 자체가 열성으로 인한 홍조환자들은 반신욕도 피하는 것이 좋고, 반신욕을 할 때에도 가슴부위는 피하고 하복부까지, 혹은 족욕 형태로 아랫부분을 위주로 하여 위로 열이 뜨지 않도록 하는 것이 좋다.

반신욕은 몸속 노폐물을 제거하고 인체의 기 흐름을 원활하게 하기 때문에 피로와 긴장을 푸는데 좋고 수승화강에 도움이 되지만, 15분 이내로 38~39도 정도의 온도로 하고, 고온에서 과도하게 하여 무리하게 땀을 내거나 오랫동안 하는 것은 열이 더 오를 수 있으므로 피하는 것이 좋다.

운동은 길게 본다면 혈관상태를 강화하고 순환상태를 개선하면서 땀으로 열을 배출하는 기능이 있어 홍조에 좋다. 하지만 급성적으로 홍조가 생겼거나 일시적으로 온도나 감정에 의해 악화된 경우, 평상홍조가 심한 경우에는 일시적으로 삼가는 것이 좋다. 또한 운동을 할 때 적절한 온도와 환기가 되는 환경에서 가볍게 할 수 있는 운동을 택하되, 열이 너무 오르고 혈관이 확장되기 전에 수시로 쉬어가면서 운동을 하는 것이 좋다.

> **Q 세안과 보습은 어떻게 해야 되나요?**

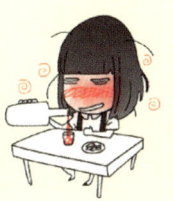

A 홍조환자들의 경우 세안 후에 피부가 붉어진다고 하는 경우가 종종 있다. 홍조환자들의 피부는 민감하거나 얇은 경우가 많은데, 이러한 경우 세안을 세게 하거나 과도하게 화장을 지우려고 이중세안을 하는 것은 오히려 피부에 자극을 가해 홍조양상을 심화시킬 수 있다.

일단 화장을 두껍게 하지 않도록 하도록 하여 눈 주위나 입술 등의 포인트 메이크업 부위만 오일 타입 클렌저로 가볍게 지운 후 폼 타입 클렌징제품이나 비누 거품을 충분히 많이 내어 얼굴을 가볍게 터치하듯 피부자극을 최대한 적게 세안하는 것이 좋다. 이때 너무 차거나 뜨거운 물의 온도도 피부에 자극이 될 수 있으므로 미지근한 물로 세안하는 것이 적당하다.

홍조환자들의 경우 열감으로 인해 피부가 매우 건조하다고 하는 경우가 대부분인데, 세안 후 물기가 남아있으면 이 물기가 증발되면서 피부 속 수분을 빼앗아가 더욱 건조해질 우려가 있다. 따라서 세안 후에는 일단 마른 수건으로 충분히 물기를 제거하는 것이 낫다.

  세안 후에는 보습을 최대한 빨리 하는 것이 좋은데, 먼저 수분이 많은 토닉을 발라주고, 이후에 에센스나 수분크림 등을 충분히 발라주는 것이 좋다. 열감을 식히고 수분을 추가 공급하기 위해서 수분팩이나 오이, 알로에 등을 이용한 팩을 사용하는 것은 더욱 도움이 되며, 내부의 수분보충을 위해서 수분섭취를 충분히 해주는 것도 매우 중요하다.

🍎 맺음말

마지막 당부

홍조는 앞서 말했듯 불치병이 아니라 관리와 치료를 통해 상당히 호전, 관해가 가능한 질환입니다. 안면홍조를 오래 방치하게 되면 점차로 혈관이 확장될 수 있고 피부가 건조해지면서 각질화되기 때문에 노화가 더욱 촉진될 수 있으며, 피부색이 검붉게 변하면서 칙칙해지거나 이차적으로 피부염 형태의 피부트러블이 생기는 경우가 많습니다. 또한 전신 불쾌감, 열감, 피로감 혹은 우울, 신경과민, 불안, 짜증 등의 심리적인 증상이나 가슴 두근거림, 두통, 어지럼증, 불면 등의 증상이 동반되어 삶의 질이 낮아지는 결과를 초래할 수 있다고 강조했습니다.

홍조는 초기에 잡게 되면 치료도 쉽게 진행되고 치료율도 높지만, 방치하여 악화되면 치료가 어려운 질환이기도 하기 때문에 실제 임상에서 환자들이 오래 방치하였다가 심해진 상태에서 오는 경우에 안타까움을 많이 느낍니다. 홍조가 있다면 방치하지 말고 적극적으로 관리하고 치료하는 것이 우선입니다.

또한 안면홍조를 단순히 피부의 문제로만, 성격, 혹은 감정적인 문제로만 치부해서 단순하게 생각하는 경우가 많은데 실제로 홍조는 단순히 피부의 문제가 아니라 내부적인 원인과 심리적인 요인, 피부상태 등 복합적인 원인에 의해 발생되는 질환입니다. 때문에 근본적인 원인해결과 동시에 피부를 다스리는 것이 무엇보다 중요하며, 다각적인 관점에서 접근하여 치료를 하는지가 치료율과 재발률을 결정하는 중요한 부분입니다.

안면홍조는 그 원인이 무엇이든 혈관을 늘어나게 할 수 있는 생활 습관이나 환경에 의해 증상이 심해지므로 생활습관을 개선하려는 노력이 무엇보다 중요합니다. 자외선에 노출되면 혈관이 쉽게 늘어날 수 있기 때문에 자외선 차단제를 자주 바르고 가급적 직사광선을 피해야 하고, 급격한 온도 변화나 온도 차이가 심한 환경에 피부가 노출되는 것을 피해야 하며, 겨울철 추운 공기에 피부가 자주 또는 오래 노출되는 것, 너무 뜨거운 물로 세안을 하거나 목욕을 하는 것은 좋지 않습니다. 알코올 성분이 많이 함유된 화장품이나 피부에 자극을 주는 마사지도 피하는 것이 좋으며, 다른 피부질환을 치료하기 위해 바르는 약들이 안면홍조를 악화시킬 수 있으므로 반드시 피부과 전문의의 처방에 따라 치료를 받아야 합니다.

음식에 있어서도 맵거나 뜨거운 음식, 치즈, 초콜릿, 카페인이 포함된 음식 등은 가급적 피하고, 금주는 안면홍조치료에 필수적이며, 담배도 삼가는 것이 좋습니다.

평소에 규칙적인 생활과 운동으로 스트레스를 줄이고 일상생활에서 긍정적인 태도로 감정의 심한 변화를 조절할 수 있는 능력을 기르는 것이 실제로 홍조에 많은 도움이 됩니다.

홍조를 불치의 병으로, 혹은 치료를 할 필요가 없다고 치부하지 말고 홍조양상이 있다면 이는 내 인체내부의 균형이 깨어진 피부의 신호로 판단하고 적극적으로 관리하고 치료하여 환자들이 홍조증상에서 벗어나기를 간절히 바랍니다.

🍎 부록

홍조와 관련된 연구 논문들

홍조치료는 호르몬 요법의 부작용으로 인해 사용 제한이 권고된 이후로 전 세계적으로 홍조에 도움이 되는 보충제나 대체요법치료에 대한 임상과 실험 논문의 형식으로 활발히 연구되는 추세다. 특히 호르몬요법과의 효과에 대한 비교연구가 많다.

홍조의 기전에 대해서는 일부가 가설로 내세워지고 있는데, 유전인자 요소도 관여되어 있는 것으로 추측하고 있으며, 홍조의 동향과 홍조에 영향 주는 식이요법, 생활습관 등의 인자들에 대한 연구, 유방암과 고환암 이후 발생되는 중증 홍조환자들에 대한 연구도 다수 포함되어 있다.

몇 가지 유형별로 논문들을 나눠보면 다음과 같다.

___ 홍조 연구의 현재 동향

홍조 연구는 여러 나라에서 다양하게 진행되고 있는데, 왜 홍조가 유발하는지에 대한 부분은 아직까지는 정설보다 가설로 내세워지고 있는 실정이다. 이런 연구 중 하나가 홍조환자들과 일부 환자들의 차이를 규명하고자 MRI를 진행한 결과 홍조환자 중 일부는 뇌의 온도뉴런부위thermonueral zone가 좁아진 양상을 보이고 있음을 제시하였고, 중추 신경체계의 변화와 뉴런전달의 변화로 인해 말초혈관 반응이 변화되어 쉽게 확장되는 상황이 홍조와 가장 밀접한 것이 아닌가 추측하고 있다.

또한 갱년기 홍조에서는 호르몬 수치상으로 에스트로겐estrogen 감퇴와 연관되어 있는 것으로 보고, 에스트로겐요법이 가장 효과적인 치료제로 알려져 있으나, 부작용이 우려되는 것으로 발표하고 있다. 또한 홍조와 다른 질환과의 연관성에 대한 연구도 많았는데, 특히 심혈관 위험도와 유방암 발생률의 저하와 연관되어 있음을 다수의 논문에서 밝히고 있다.

홍조의 정도와 호전도를 측정할 수 있는 효과 측정에 HF VAS라는 주관적인 평가를 사용하고 있는데 더욱 객관적인 모니터링이 필요함을 제기하고 있다.

홍조치료 연구

◎ 양방적 치료에 관한 논문들

갱년기홍조에 있어 대표적인 치료제로 쓰이는 호르몬제의 부작용이 유효하게 대두된 이후 에스트로겐 단일제제보다는 복합complex 제제에 대한 연구가 많이 이루어지고 있으며, 효과가 있는 것으로 판단하고 있다. 특히 프로게스테론progesteron요법의 효과는 홍조 증상이 심한 환자에게 있고, 중단 후 증상의 급격한 후퇴 현상이 별로 없다고 보고 있었으나, 한 논문에서는 호르몬 요법을 바로 중단하는 것과 서서히 줄여나가는 것에 대한 영향분석은 홍조의 정도가 심할수록 조절이 잘 안 되는 것으로 결과가 도출되었다.

또한 호르몬 요법의 예방효과에 대한 논문들이 다수 있었고, 극소량의 에스트라디올estradiol은 플라시보보다 효과적이었고, 부작용을 줄이는 것이 관건이라고 보고 있었다.

이외에도 가바페닌gabapentin(GPT)은 뇌과학에서 쓰이는 물질로 E_2보다 약간 낮게 효과가 나타나며, 졸림, 피로감, 멍함 등의 부작용이 나타남을 명시하고 있으며, 클로니딘clonidine, 선택적 세로토닌serotonin 수용방해제, 가바페닌의 효과를 제기하고 있다.

또한 성상신경절블록stellate ganglion block(SGB)은 심한 홍조치료제로 권장할 효과가 있다고 제시하고 있으며, 제니스테인genistein 은 홍조횟수를 줄이는데 효과는 있으나 효과가 느리고 가벼운 편이라 보고하고 있고, 선택적 세로토닌과 선택적 뉴런전달물질인 노르에피네프린norepinephrine재흡수 방해자와 가바페닌이 효과가 있다고 제시하고 있다.

◎ 한방 · 보조제 치료에 관한 논문들

전체적으로 한약이 호르몬요법과 비교하여 떨어지지 않는 효과를 나타냄을 연구결과로 발표하고 있으며, 여러 보조요법에 대한 효과 검증도 많이 이뤄지고 있었다.

특히, 아보카도 오일과 콩오일 복합제제가 홍조에 효과 있음을 밝히고 있고, 이소플라본(콩추출)은 기분과 홍조증상 개선에 도움이 된다고 한다.

엽산 5mg/d는 홍조에 효과가 있으며, 노르에피네프린 norepinephrine의 수용체 작용에 관여하거나 활동을 증가시킴으로써 홍조병리에 관련되는 것으로 추측하고 있다.

또한 일반침과 전기침치료 효과에 대한 논문들이 다수로 효과 검증되어 (임상시험과 systemic review의 형태가 다수) 호르몬 대체요법으로 권장하고 있으며, 특히 유방암환자의 중증 홍조에 전기침이 효과적이었음을 밝히고 있다.

약초치료(한약과 연결기점)는 홍조와 갱년기 일부증상개선에 도움이 되는데, 이 중 붉은 토끼풀, 콩, 세이지, 승마에 대한 홍조에 대한 효과는 더 연구되어야 하고, 식물성 추출 여성복합제제와 불포화지방산제제는 3개월 이상 썼을 때 수면장애와 더불어 홍조에 효과 있음을 밝히고 있다.

당귀황기탕은 경증 홍조에 효과 있었으며, 식물성 여성호르몬과 승마의 효과, 인삼, 당귀, vit.E의 단일제제의 효과는 확실치 않다고 하는 논문도 있다. 따라서 한방제제는 단일성분보다는 복합제제로 증상과 체질에 맞게 써야 효과가 있다고 볼 수 있다.

홍조기전

홍조기전에 대한 논문도 다수 발표되었는데, 가장 대표적인 것이 시상하부뉴런(kisspeptin, neurokin b, dynorphin neuron)의 변화가 홍조의 발생에 일정부분 관여한다고 보고 있으며, 시상하부뉴런은 혈관확장을 촉진하고 열분해에 중요한 효과 작동자이고, 체온 조절하는 E_2에 관여한다고 볼 수 있다고 제시하고 있다.

____ 홍조연관 유전자

말초 혈액 림프구에서 추출한 CYP 17α gene polymorphism과 CYP 2d6 phenotype 유전자와 홍조와의 연관성은 별로 없음으로 나타났으나. CYP c17α, CYP1A1, CYP1B1, E2(ESTRDIOL), estrone level, cytochrome P450enzymes 는 홍조와 연관이 있다고 제시하고 있어 홍조의 유전성의 가능성에 대해 밝히고 있다.

____ 다른 질병과 관련된 홍조

다른 질병에 대해서는 유방암, 고환암, 심혈관 질환에 대한 연구들이 대부분이었는데, 유방암 환자들의 홍조증상과 삶의 질과의 연관성 연구로 삶의 활동, 수면방해, 걱정, 근심, 우울지수와도 연관되어 삶의 질에 직결되고 있었고, 유방암 이후 34%, 폐경기 이후 50% 홍조발병률을 보이고 있었다.

또한 유방암 이후 홍조환자에게 호르몬 대체요법으로 부작용이 적고 효과가 좋은 클로니딘clonidine, 가바페닌, 선택적 세로토닌재흡수억제제selective serotonin reuptake inhibitor, 선택적 노르에피네프린 selective norepinephrine, SGB가 새롭게 쓰이고 있으며, 유방암 이후 홍조환자에게 Vit. E가 도움이 된다고 제시하고 있다.

호르몬 요법과 심혈관 자율반응으로 홍조증상에 미치는 영향을 연구하거나 호르몬 요법이 심혈관 질환에 도움이 되는지 여부에 대한 것은 상반되는 결과로 각기 다른 주장을 제기하고 있어 아직 '뜨거운 감자'라고 볼 수 있다.

남성들의 경우 고환암 치료 이후에 홍조를 가진 남자들의 성격과 스트레스, 기분과의 상관관계를 조사하고 있으나 그 메커니즘은 불명확하다고 밝히고 있다.

___ 다른 척도와 연관된 홍조

온도가 높을수록, 고도가 낮을수록 홍조가 빈번하게 나타나며, 근심이나 걱정, 우울지수가 높을수록, 운동정도가 낮을수록, 삶의 만족도가 낮을수록 홍조가 빈번하게 나타난다.

갱년기 지수, 성호르몬, 내분비요소, 유전자, 인종, BMI, 비만도, 기분저하, 흡연, 알코올, 운동이나 활동척도, 피토에스트로겐 phytoestrogen, 소이 이소플라본 soy isoflavon과 홍조와의 연관성 연구에 대해서는 연구결과가 논문마다 조금씩 다르게 나타나고 있다.

홍조에 대해 사회적으로 다른 이들이 부정적으로 볼 것이란 믿음이 부정적인 영향을 끼친다고 보고 있는데, 불안, 당황의 감정들이 행동의 위축을 야기시키고, 인식변화를 하게 되면 홍조에 도움이 된다고 제시하고 있다.

홍조에 관련된 기타내용

홍조와 심혈관계 자율반응과의 상관관계는 부교감신경의 활동보다는 교감신경의 흥분, 자율조절력과 상관성이 크며, 심혈관계 건강과 관련성을 암시하고 있고, 홍조 믿음 수치에 대한 연구는 심리학적인 부분의 연구로 홍조와 야간발한의 경험과 연관된 평가수단으로 쓰이고 있음을 밝히고 있다.

홍조의 유병률, 빈도, 문제정도가 나이 많을수록 지속되는 것에 대한 연구가 이루어지고 있으며, BMI, 자궁절제술, 호르몬요법 기왕력, 생활습관과 감정상태, 흡연과의 상관도를 연구하고 있다.

또한 홍조와 야간발한의 세계현황, 날씨, 식이요법, 생활습관, 여자의 역할, 유아와 나이 관련한 태도가 홍조에 영향을 미치고 있음을 제시하고 있으며, 다른 발열조건과 달라 시상하부에 위치하는 온도조절 메커니즘이 방해를 받아 생기거나, 온도조절 뇌신경부위의 감소로 일어난다고 알려져 있는데 뇌 호르몬, 고나도트로핀 gonadotrophin이 자극요소로 알려져 있고, 에스트로겐의 역할은 전제조건으로 보이며, 기전에서의 역할은 아직 밝혀져 있지 않고, 에스트로겐 요법의 유의성은 많이 밝혀져 있었다.

갱년기 홍조는 폐경 5~10년 전부터 시작된다고 보고 수개월에서 10년 이상 지속될 수 있고, 수면장애, 정서불안, 지적, 인식능력 저하로 사회생활과 직업생활의 어려움 등이 삶의 질을 저하시키며, 뇌 신호 체계이상, 에스트로겐 저하, 노르에피네프린 세로토닌이 중요하게 작용하고 있고, 요즘 호르몬요법을 피하고 대체수단을 찾는 추세라 보고되고 있다.

저자의 임상연구 논문

◉ 연구소개

한의학 박사논문으로 2007년 동국대 한방병원에서 갱년기 여성의 안면홍조에 대한 이선탕가미방의 증상 완화 효과 및 안전성 평가를 위한 임상연구를 실시하였는데, 신음양양허형에 대표적으로 쓰이는 처방으로 임상에서 다용되고 있는 이선탕가미방을 임상시험처방으로 선정하여, 갱년기 안면홍조증상을 호소하는 40~60세의 갱년기 여성들을 대상으로 임상시험을 진행하여 유의한 결과를 얻었다.

◉ 연구방법

본 연구에서는 1차 평가 지수로 안면홍조 VAS를 채택하여 안면홍조의 정도를 파악하고자 하였으며, 2차 평가 지수로 안면홍조 빈도, 안면홍조 지속시간, 발한 VAS, 심계 VAS, 수면장애 VAS, MRS(갱년기 평가지수), MENQOL(갱년기 삶의 질 평가 설문지), PGA(피험자 개선도 평가)를 채택하여 자각증상 및 삶의 개선도를 객관화하여 치료 전후의 호전도를 비교하여 이를 통계적으로 검증하고자 하였다.

◎ **연구결과**

일차적으로 안면홍조의 증상의 개선이 있었는데, 이는 특히 빈도에서 개선이 나타남을 알 수 있었고, 발한정도, 두근거림 정도, 수면장애 정도에서도 개선이 이루어졌고, 안면홍조의 개선이 갱년기 삶의 질에도 영향을 주고 있음을 알 수 있었다.

특히 정신사회적, 육체적인 부분에서는 개선이 나타났으며, 피험자 개선도 평가지수는 일상생활의 전반적 활동, 기분과 정서, 일상적으로 반복되는 일, 수면증상, 취미생활 등 삶을 즐기는 일 등 전반적인 부분에서 개선이 이루어졌음을 알 수 있었다.

또한 이 연구에서 동시에 진행한 한약의 안전성을 검증하는 혈액검사는 실험전과 후에 유의한 차이가 나는 것은 하나도 없다고 나왔는데, 이는 사회 전반적으로 우려하는 한약의 인체에 대한 독성이나 부작용이 일반적으로는 나타나지 않는다는 것을 보여준 결과였고 이는 다수의 논문에서도 검증하는 부분이다.

결론적으로, 안면홍조에 대한 이선탕가미방의 효과를 검증한 임상연구에서 갱년기 여성의 안면홍조의 정도와 빈도, 지속시간, 발한, 수면, 갱년기 평가 지수, 갱년기 삶의 질, 피험자 개선도 평가의 전반적인 부분에 대해 현저한 개선효과를 나타내었다.

● 감사의 글

흔히 의사들끼리 "환자가 스승이다."라는 말을 하곤 합니다. 그만큼 환자들을 치료하는 과정이 제게는 진료과정이자, 각각의 사례들을 통해 치료율을 높이고 발전해 갈 수 있는 연구과정이기도 합니다. 지금까지 저에게 기꺼이 치료를 받으며 의사로서 많은 보람과 희망을 느끼게 해준 제 환자들에게 먼저 감사인사를 전합니다.

또한 의사로서의 멘토이자 처음에 홍조치료에 관심을 가지고 실제로 한방치료가 홍조에 도움이 된다는 것을 객관적인 지표를 통해 검증해주고, 홍조치료의 길로 들어설 수 있도록 인도해준 존경하는 김동일 교수님께도 깊은 감사와 존경을 표하는 바입니다. 교수님의 지도 덕분에 홍조를 전문적으로 치료하는 의사의 길을 걷게 되었고, 교수님의 연구에 대한 열정과 환자들을 대하는 모습이 제게는 항상 지표와 영감이 되고 있습니다. 감사합니다.

감히 책을 내고자 생각지도 못했던 저에게 출판할 결심을 굳힐 수 있게 용기를 주고, 직접적으로 많은 도움을 준 정이안 한의사님과 최초로 홍조 관련 책을 선뜻 출판할 수 있도록 물심양면으로 많은 도움을 주신 라의눈 출판관계자 여러분에게도 감사의 마음을 전합니다.

마지막으로 언제나 힘이 되는 사랑하는 가족들에게 사랑과 감사의 인사를 전합니다.